普通高等医学院校规划教材

人体局部解剖学

主　编　熊克仁　李怀斌

副主编　马同军　赵　健　龚　鑫

编　委（以姓氏笔画排序）

丁　见　马同军　王继胜　王　薇

刘　敏　李怀斌　吴　锋　张业贵

张雨微　赵　健　倪进忠　黄　锐

龚　鑫　缪化春　熊克仁

中国科学技术大学出版社

内 容 简 介

　　本书在系统解剖学的基础上,按照人体各局部分别进行阐述。全书共分为 8 章,包括下肢、上肢、颈部、胸部、腹部、盆部和会阴、头部、背部,着重介绍各局部的结构和器官的位置及毗邻关系、层次顺序等理论内容,并附有各局部的解剖实验操作步骤。书中的解剖学名词用黑体字,重要的名词后附加英文。插图中动脉、静脉和神经分别用红、蓝、黄套色。

　　本书可供 5 年制高等医药院校临床、法医、影像等医学类专业的学生学习使用,还可供相关专业和科研人员参考。

图书在版编目(CIP)数据

人体局部解剖学/熊克仁,李怀斌主编. —合肥:中国科学技术大学出版社,2020.8
ISBN 978-7-312-04851-7

Ⅰ.人… Ⅱ.①熊… ②李… Ⅲ.局部解剖学—医学院校—教材 Ⅳ.R323

中国版本图书馆 CIP 数据核字(2019)第 295316 号

RENTI JUBU JIEPOUXUE

出版	中国科学技术大学出版社
	安徽省合肥市金寨路 96 号,230026
	http://press.ustc.edu.cn
	https://zgkxjsdxcbs.tmall.com
印刷	安徽国文彩印有限公司
发行	中国科学技术大学出版社
经销	全国新华书店
开本	787 mm×1092 mm　1/16
印张	13.5
字数	335 千
版次	2020 年 8 月第 1 版
印次	2020 年 8 月第 1 次印刷
定价	54.00 元

前　言

深化医教协同，推进医学教育改革与发展，培养好医药卫生人才是医学院校的重要工作。教材是教育教学的重要基础，教材建设是深化教学改革和提高教学质量的重要途径之一。为了提高人体解剖学的教学质量、适应人体解剖学的发展需要，我们编写了本书。

人体局部解剖学是医学类专业学生的重要基础课程。针对医学类专业学生的培养目标和要求，依据高等医学院校人体局部解剖学的教学大纲和执业医师考试中解剖学大纲的理论内容以及人体局部解剖学的实验操作要求，结合多年来积累的人体局部解剖学理论和实验教学经验，我们对本书进行了合理的编写。本书重点内容突出，在文字表述上力求简明流畅，层次结构清晰，图片使用合理，标注准确，有利于教师安排教学计划及学生对知识的理解和掌握。

在本书的编写过程中，各位编者认真负责、精诚协作，但由于水平有限，疏漏和不妥之处在所难免，敬请广大读者批评指正，提出宝贵的修改意见，使本书日臻完善。

编　者

2019 年 10 月

i

目　录

绪　　论

一、局部解剖学的定义及地位

局部解剖学(topographic anatomy)是按照人体的局部分区来研究器官和结构的位置、形态、层次和毗邻关系等的科学。它是人体解剖学的重要组成部分,是医学科学中的一门重要基础课程,也是基础医学与临床医学之间的桥梁。局部解剖学研究范围广、直观性强、发展快、临床应用广泛,是临床医学和影像学等专业的必修课。学好局部解剖学,可为临床医学各学科,特别是手术学和影像诊断学奠定必要的理论和技能基础。

二、局部解剖学的研究范围及任务

局部解剖学,根据研究方法和对象不同,又可分为表面解剖学、层次解剖学、断面解剖学和应用解剖学等。表面解剖学是研究人体表面形态结构和发展规律的科学,通过确定表面结构进行定位,可广泛应用于临床医学、运动学和美术学等;层次解剖学是研究人体层次结构的科学,主要任务是解剖不同局部区域的层次结构和毗邻关系;断面解剖学是研究人体各局部或器官的断面形态结构的科学,是为适应临床上广泛应用的影像诊断学而兴起的一门应用基础科学;应用解剖学是从手术应用角度研究人体形态结构及器官之间相互关系的科学。目前,局部解剖学各分支学科的分类越来越细,如心脏解剖学、口腔解剖学等,均属于临床应用解剖学的范畴。

三、人体的分部、层次和基本结构

人体可分为头部、颈部、躯干部(包括胸部、腹部、盆部和会阴)、上肢和下肢 5 个部分,每一部分又可分成若干个亚区。与尸体解剖操作有关的人体基本结构特点有:皮肤覆于体表,可分为表皮和深面的真皮两层。深面的真皮由结缔组织纤维束与浅筋膜相连。身体各部皮肤厚薄不一,通常肢体屈侧皮肤较薄,伸侧较厚,但手、足的皮肤相反;浅筋膜又称为皮下组织,属于疏松结缔组织,内有纤维交织且富含脂肪。浅筋膜的厚薄因年龄、性别及营养状况等而有差异,同一个体的不同部位也不一致。浅筋膜内含有丰富的浅血管、浅淋巴管和皮神经;浅动脉一般较细小,与浅静脉相互吻合成网,主干往往较粗大,一般不与动脉伴行。浅淋巴管丰富,也吻合成网,但细小、无色,不易辨认。较粗的淋巴管常与静脉伴行。皮神经从深筋膜穿出至浅筋膜内,以细支分布于皮肤;深筋膜又称为固有筋膜,由致密结缔组织构成纤维组织膜,人体各部的深筋膜厚薄强弱不同,除包绕全身肌肉外,还形成肌间隔、筋膜间隙和血管神经鞘等;肌是指骨骼肌,绝大部分起止于骨骼,也有附着于筋膜、关节囊、韧带或皮肤,少数肌还参与构成脏器的壁。每块肌都有血管、神经分布,其动脉常与支配该肌的神经伴行,在肌的特定部位出入。血管包括动脉和静脉,动脉壁厚、腔圆、有弹性,尸体的动脉颜色发白,管腔内空虚;静脉管壁较薄,弹性差,腔内常有血块,呈紫蓝色。静脉的属支多,吻合多,浅静脉常在皮下吻合成网;深静脉常与动脉伴行,一般中、小动脉常有两条静脉伴行。神经呈白色条索状,有些与血管伴行而形成血管神经束。内脏神经常缠绕在脏器和血管壁上,形成神经丛,解剖时较难分离。淋巴管和淋巴结均分为浅、深两组。淋巴管中的胸导管和右淋巴导管较粗,一般的淋巴管都较细小,壁薄透明,不经染色一般难以辨认。淋巴结常呈扁椭圆形,中等硬度,大小不等,一般多为黄豆大小。淋巴结常沿血管配布,多位于人体的凹窝或较隐蔽处。

四、局部解剖学的学习方法和解剖操作要求

学习局部解剖学,进行尸体解剖操作,常用的解剖器械包括解剖刀、解剖镊和解剖剪。有些部位的解剖需用咬骨钳、肋骨剪、椎骨双刃锯和弓形锯等。用解剖刀进行皮肤切口时,常用抓持法和执弓法(操琴法)。执弓法是指用拇指与中指、示指、小指夹持刀柄,示指按于刀背,形如执弓。切开皮肤时,避免切口过深,以防切断较粗的浅血管和皮神经主干。在解剖或修洁肌、血管和神经等时,持刀方式常用执笔法,即用拇指、示指、中指三指捏持刀柄的前部接近刀片处,如执笔写字。执笔法将刀尖向上的解剖法称为反挑法。解剖镊分为有齿和无齿2种,有齿镊用于夹持皮肤或非常坚韧的结构,无齿镊用于夹持血管、神经和肌等。解剖操作时,通常是右手持解剖刀,左手持解剖镊,也可以两手同时持解剖镊,分离血管和神经,使用解剖镊一般采用执笔法。使用解剖剪时,将拇指和无名指分别伸入解剖剪的环内,中指放在环的前方,示指抵压在解剖剪的运动轴处,起到稳定和定向的作用。在解剖皮下结构时,操作前需要预习主要浅血管和皮神经的走行,剖查方向应与血管、神经走向方向一致,以减少对血管、神经的损坏。解剖剔除深筋膜时,应沿着肌纤维的方向行刀,可减少肌纤维的切断。解剖肌的重点是清理出肌的边缘,以便观察肌的形态、位置和起止点,肌表面的深筋膜只需适度清除即可。对于深部的血管和神经的解剖,主要以解剖镊钝性分离为主,可用刀尖沿血管、神经的走向划开包裹它们的结缔组织。在切除较大的静脉时,如果其腔内含大量淤血,则须在切除段的两端分别进行结扎,并在结扎线间切断,以免淤血沾染周围结构。解剖胸、腹和盆腔脏器时,首先原位观察脏器的位置、形态,验证其在体表的投影,再剖查其血管和神经等。必要时,也可从尸体中取出某些脏器进行进一步解剖观察。

在进行尸体解剖时,要求学生尊重尸体。尸体是医学生无言的老师,要遵循人道主义精神和医学伦理的规则,敬畏尸体,爱护标本。解剖时要举止端庄,严肃认真,不可随便摆弄、乱切乱放尸体,不可有嬉闹言行。课前预习是解剖操作正确规范和提高课堂效率的必要准备,要结合系统解剖学的相关内容对书中所要求操作的局部解剖学内容进行预习,对所要解剖的局部结构有所了解,在剖查时要做到心中有数。局部解剖学强调的是操作,必须严格按照教师和教材规定的解剖步骤和操作要求,依次进行。要充分暴露所要观察的结构,不可盲目切割,要认真观察,仔细辨认解剖出来的结构。因此,要求学生做到不怕尸体,不怕甲醛的刺激,敢于动手解剖,积极主动学习。同时,学习小组的同学要明确分工,轮流操作,相互配合,发扬团结协作的团队精神,学好局部解剖学。

第一章

下　肢

第一节　概　述

下肢（lower limb）的功能主要是行走、运动和支撑体重，其形态结构与此相适应，与上肢相比较，其有骨粗大、关节稳固、肌发达等特点。

一、境界与分区

下肢前方以腹股沟与腹部分界，外侧和后方以髂嵴与腰、骶部分界，上端内侧为会阴部。下肢由臀部、股部、小腿部及足部共同组成。股部可分为股前区、股内侧区、股后区，小腿部可分为小腿前区、外侧区及后区，足部可分为足背和足底。此外，股部和小腿部之间为膝部，小腿部与足部之间为踝部。

二、体表标志

下肢常用的体表标志如下（图 1-1）：

（一）臀部与股部

1. 髂嵴

髂嵴为髂骨的上缘，是臀部与腰部的分界，髂嵴全长在皮下均可触及，其前端为髂前上棘，后端为髂后上棘，髂前上棘后上方约 5 cm 处为髂结节。

2. 坐骨结节

坐骨结节在臀部的下方，取坐位时位于皮下，易于扪及。

3. 大转子

大转子为髋部向外侧最突出的点，在髂结节下方约 10 cm 处可摸到。

4. 耻骨结节

耻骨结节位于耻骨联合上缘外侧约 2.5 cm 处。

5. Nelaton 线

Nelaton 线为坐骨结节至髂前上棘的连线，当侧卧髋关节半屈位时，正常情况下此线恰好通过股骨大转子尖。若大转子尖向此线上方或下方移位，即为异常，多见于髋关节脱位或股骨颈骨折。

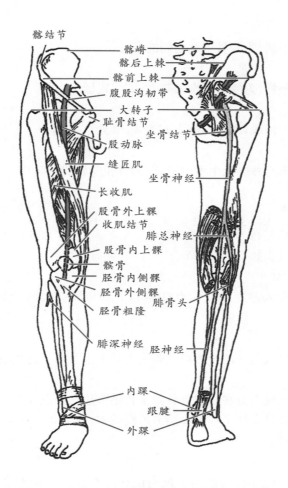

图 1-1 下肢体表标志及投影

（二）膝部

1. 髌骨和髌韧带

髌骨在膝关节前部，居于皮下，其下端为髌尖，连接髌韧带，该韧带半屈膝时最为明显。

2. 胫骨粗隆

胫骨粗隆为胫骨上端向前的隆起，髌韧带下端止于此。在膝关节前下方可触及。

3. 股骨内、外侧髁和胫骨内、外侧髁

股骨内、外侧髁和胫骨内、外侧髁为股骨下端及胫骨上端向两侧的隆起，股骨内、外侧髁最突出部为内、外上髁。

（三）小腿与足

1. 腓骨头

腓骨头位于胫骨外侧髁后外下方，约平对胫骨粗隆。

2. 胫骨前缘

胫骨前缘位于胫骨体前面，从胫骨粗隆向下触摸，可触及其全长。

3. 内踝

内踝位于踝部的内侧，为胫骨下端内侧的扁突。

4. 外踝

外踝位于踝部的外侧，为腓骨下端的膨大，其位置低于内踝。

5. 舟骨粗隆

舟骨粗隆位于足内侧缘，在内踝前下方约 3 cm 处。

6. 第 5 跖骨粗隆

第 5 跖骨粗隆位于足外侧缘中份，是第 5 跖骨底向后的突起。

三、体表投影

下肢常用的体表投影如下(图 1-1)：

1. 臀上血管与神经

臀上血管与神经出入盆腔的投影点在髂后上棘与股骨大转子尖连线的中、内 1/3 交点处。

2. 臀下血管与神经

臀下血管与神经出入盆腔的投影点在髂后上棘至坐骨结节连线的中点处。

3. 坐骨神经

坐骨神经出盆腔的投影点在髂后上棘至坐骨结节连线中点外侧 2～3 cm 处。坐骨神经干的体表投影位置为股骨大转子与坐骨结节连线的中、内 1/3 交点至股骨内、外侧髁之间中点(或腘窝上角)的连线。

4. 股动脉

大腿微屈并外展、外旋时，自髂前上棘与耻骨联合连线的中点处至收肌结节连线的上 2/3 段为股动脉的投影。

5. 腘动脉

股后区正中线中、下 1/3 交点处内侧约 2.5 cm 处为起点，该点至腘窝中点的连线，即为腘动脉斜行段的投影。腘窝中点至腘窝下角连线为腘动脉垂直段投影。

6. 胫前动脉

自腓骨头与胫骨粗隆连线的中点与内、外踝前面连线中点的连线为胫前动脉的投影。

7. 胫后动脉

腘窝下角至内踝与跟腱内缘之间中点的连线为胫后动脉的投影。

8. 足背动脉

内、外踝经足背连线的中点至第 1、2 跖骨底之间的连线为足背动脉的投影。

第二节　臀　　区

臀区上界为髂嵴，下界为臀沟，内侧为骶、尾骨外侧缘，外侧为髂前上棘至大转子间的连线。

一、浅层结构

臀区皮肤较厚,富含皮脂腺和汗腺。浅筋膜发达,富有脂肪组织,形成较厚的脂肪垫。但臀区内侧在骶骨后面及髂后上棘附近很薄,长期卧床时,此处易受压形成褥疮。

臀区浅筋膜中的皮神经可分为3组(图1-2):① 臀上皮神经:有2~3支,来自第1~3腰神经的后支,分布于臀区上部皮肤。② 臀下皮神经:发自股后皮神经,绕臀大肌下缘反折向上,分布于臀区下部皮肤。③ 臀内侧皮神经:来自第1~3骶神经的后支,在髂后上棘至尾骨尖连线的中段穿出,分布于臀内侧皮肤。此外,臀部外上方尚有髂腹下神经的外侧皮支分布。

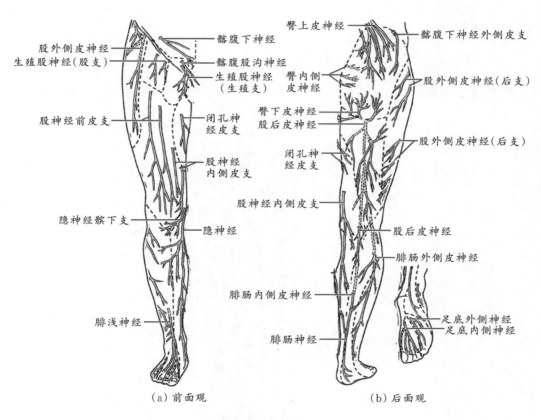

（a）前面观　　　　（b）后面观

图 1-2　下肢皮神经

二、深筋膜

臀部深筋膜又称为臀筋膜,上部与髂嵴骨膜愈着,在臀大肌上缘分两层包裹臀大肌,并向臀大肌肌束间发出许多纤维隔,故筋膜与肌结合紧密。臀筋膜内侧愈着于骶、尾骨背面的骨膜,外侧移行为阔筋膜。臀筋膜损伤是腰腿痛的病因之一。

三、肌层

臀区的肌为髋肌后群，主要作用是使髋关节后伸、外旋和外展。髋肌后群分为 3 层：① 浅层为略呈方形的臀大肌。在臀大肌与坐骨结节间有臀大肌坐骨囊，在臀大肌外下方腱膜与大转子间有臀大肌转子囊。② 中层由上向下依次为臀中肌、梨状肌、上孖肌、闭孔内肌腱、下孖肌和股方肌。臀中肌下内侧部被臀大肌覆盖。梨状肌于骨盆内起于第 2～4 骶椎前面的骶前孔外侧，向外经坐骨大孔穿出至臀部，止于股骨大转子尖。此肌将坐骨大孔分成梨状肌上孔和梨状肌下孔。③ 深层有臀小肌和闭孔外肌。

四、深部血管、神经

（一）通过梨状肌上孔的血管、神经

通过梨状肌上孔的血管、神经由外侧向内侧依次为臀上神经、臀上动脉和臀上静脉（图 1-3）。

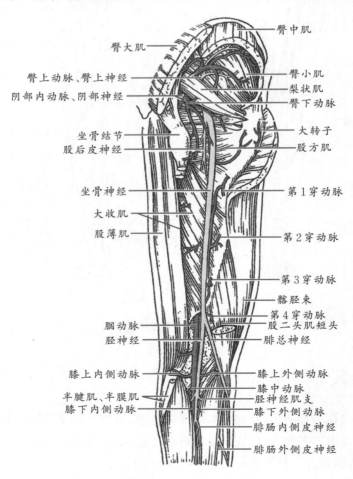

图 1-3　臀区和股后区的血管和神经

1. 臀上神经

臀上神经(superior gluteal nerve)发自骶丛,从梨状肌上孔出盆腔后,支配臀中肌、臀小肌和阔筋膜张肌后部。

2. 臀上动、静脉

臀上动脉(superior gluteal artery)发自髂内动脉,出梨状肌上孔至臀区后即分为浅、深两支,浅支主要营养臀大肌,深支营养臀中肌、臀小肌及髋关节。臀上静脉(superior gluteal vein)与动脉伴行。

(二) 通过梨状肌下孔的血管、神经

通过梨状肌下孔的血管、神经自外侧向内侧依次为坐骨神经、股后皮神经、臀下神经、臀下动脉、臀下静脉、阴部内静脉、阴部内动脉及阴部神经(图1-3、图1-4)。

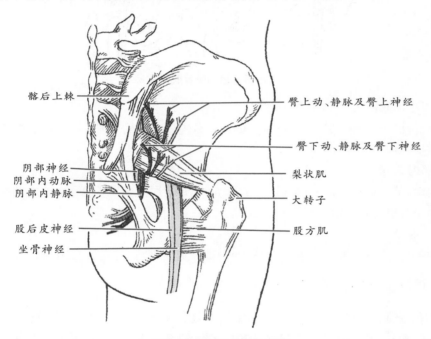

髂后上棘 —— 臀上动、静脉及臀上神经

臀下动、静脉及臀下神经

阴部神经 —— 梨状肌

阴部内动脉 ——

阴部内静脉 —— 大转子

股后皮神经 —— 股方肌

坐骨神经 ——

图 1-4 臀区的血管和神经

1. 坐骨神经

坐骨神经(sciatic nerve)是全身最粗大的神经,发自骶丛,于梨状肌下孔出盆腔后,在臀大肌深面、股方肌浅面下行,经坐骨结节与大转子之间至股后区。坐骨神经出盆腔时与梨状肌的位置关系常有变异(图1-5)。因为坐骨神经与梨状肌的关系十分密切,梨状肌损伤、痉挛或出血肿胀时,易压迫坐骨神经引起腰腿痛,称之为梨状肌损伤综合征。

2. 股后皮神经

股后皮神经(posterior femoral cutaneous nerve)起自骶丛,通过梨状肌下孔,伴随坐骨神经下行至股后区皮肤,并发出分支至臀下部皮肤。

3. 臀下神经

臀下神经(inferior gluteal nerve)发自骶丛,出梨状肌下孔后支配臀大肌。

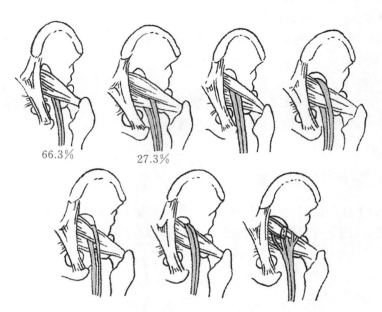

66.3%   27.3%

图 1-5　坐骨神经和梨状肌的关系

4. 臀下动、静脉

臀下动、静脉(inferior gluteal artery and vein)主要供应臀大肌,并与臀上血管吻合,还发出分支供应髋关节。

5. 阴部内动、静脉

阴部内动、静脉(internal pudendal artery and vein)通过梨状肌下孔,越过骶棘韧带,经坐骨小孔至坐骨肛门窝,供应会阴部结构。

6. 阴部神经

阴部神经(pudendal nerve)发自骶丛,与阴部内血管伴行,分布于会阴部。

(三) 通过坐骨小孔的血管、神经

坐骨小孔由骶棘韧带、坐骨小切迹和骶结节韧带围成,通过的结构由外侧向内侧依次为:阴部内静、动脉和阴部神经。这些结构由坐骨小孔进入坐骨肛门窝,分布于会阴部。

五、臀大肌下间隙

臀大肌下间隙位于臀大肌深面,此间隙可沿梨状肌上、下孔通盆腔,经坐骨小孔至坐骨肛门窝,沿坐骨神经到达大腿后面,发生感染时可相互蔓延。

第三节　股　后　区

股后区上方以臀沟与臀部为界,下端以髌骨上方二横指处的水平环行线与膝后区分界,

以股骨内、外侧髁的垂线与股前内侧区分界。

一、浅层结构

股后区的皮肤较薄,浅筋膜层较厚。股后皮神经自臀大肌下缘进入阔筋膜与股二头肌之间,沿股后正中线下行至腘窝上角。沿途分支分布于股后区、腘窝及小腿后区上部的皮肤。

二、深筋膜

大腿的深筋膜称为阔筋膜(fascia lata),深筋膜包绕大腿并向深部发出股内侧、股外侧和股后3个肌间隔,伸入肌群之间,形成股前、股后和股内侧3个骨筋膜鞘。在股后骨筋膜鞘内含有股后群肌、坐骨神经、深淋巴结和淋巴管。

三、肌层

股后群肌包括股二头肌、半腱肌和半膜肌。股二头肌居外侧,半腱肌和半膜肌居内侧,半腱肌位置较浅,半膜肌位置较深。股后群肌的作用是伸髋关节和屈膝关节。

四、神经

坐骨神经经坐骨结节与股骨大转子之间进入股后区,行于大收肌和股二头肌长头之间,下降至腘窝上角处分为胫神经和腓总神经两终支(图1-3)。在股后部,坐骨神经主要从内侧发出肌支,支配股二头肌长头、半腱肌、半膜肌和大收肌。股二头肌短头由腓总神经发支支配。故手术分离坐骨神经时,沿其外侧分离较为安全,不易损伤其分支。

第四节　膝　后　区

膝后区是从髌骨上方二横指到胫骨粗隆高度的膝后部区域,膝后区主要为腘窝,向上、向下分别与股后区和小腿后区相延续。

一、浅层结构

膝后区皮肤薄弱松弛,移动性较大。浅筋膜内有股后皮神经的终末支、隐神经和腓肠外侧皮神经的分支。小隐静脉在小腿后区上部穿深筋膜,经腓肠肌两头之间注入腘静脉。

二、深筋膜

膝后区的深筋膜又称腘筋膜,上续阔筋膜,下续小腿深筋膜。

三、腘窝

1. 腘窝的境界

腘窝(popliteal fossa)为膝关节后方的菱形间隙,顶(浅面)为腘筋膜,是大腿阔筋膜的延续;向下移行为小腿深筋膜;底为股骨的腘面、膝关节囊的后部、腘斜韧带和腘肌及其筋膜;上内侧界为半腱肌和半膜肌;上外侧界为股二头肌;下内侧界为腓肠肌内侧头;下外侧界为腓肠肌外侧头(图 1-6)。

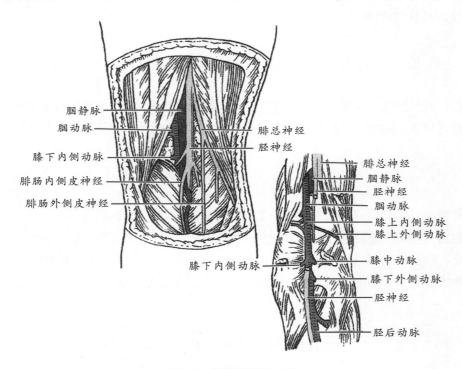

图中标注:
腘静脉、腘动脉、膝下内侧动脉、腓肠内侧皮神经、腓肠外侧皮神经、膝下内侧动脉、腓总神经、胫神经、腓总神经、腘静脉、胫神经、腘动脉、膝上内侧动脉、膝上外侧动脉、膝中动脉、膝下外侧动脉、胫神经、胫后动脉

图 1-6 腘窝境界及内容

2. 腘窝的内容

腘窝内有重要的血管和神经通行,由浅入深依次为胫神经、腘静脉和腘动脉,以及沿腘窝外上界下行的腓总神经。血管周围有 4~5 个腘深淋巴结,血管及神经间有较多的脂肪组织填充。

(1)胫神经

胫神经(tibial nerve)为坐骨神经的直接延续,自腘窝上角,沿腘窝中线下行至下角,穿比目鱼肌腱弓,进入小腿后区。在腘窝发出肌支和关节支到腓肠肌、比目鱼肌、腘肌和膝关节。另发出腓肠内侧皮神经,伴小隐静脉下行至小腿后面,加入腓肠神经。

（2）腓总神经

腓总神经（common peroneal nerve）沿股二头肌腱内侧行向外下,越过腓肠肌外侧头表面,经腓骨头后方绕腓骨颈外侧,在此分为腓浅神经和腓深神经。腓总神经在腓骨颈处紧贴骨面,表面无肌组织覆盖,故当腓骨颈骨折或此处有外伤时,易损伤腓总神经,引起小腿前、外侧群肌瘫痪,导致足下垂。腓总神经在腘窝发出的皮支为腓肠外侧皮神经和腓神经交通支。另外,腓总神经还发出关节支分布于膝关节。

（3）腘动脉

腘动脉（popliteal artery）在收肌腱裂孔处续自股动脉,沿腘窝底向外下斜行,至腘肌下缘分为胫前动脉和胫后动脉。腘动脉上端紧贴股骨腘面及膝关节囊后部,若股骨髁上骨折易伤及腘动脉。腘动脉上部位于胫神经内侧,中部在胫神经前方,下部转至胫神经外侧。腘动脉在腘窝的分支主要有5条:膝上内侧动脉、膝上外侧动脉、膝中动脉、膝下内侧动脉和膝下外侧动脉,这些动脉供应膝关节,并参与膝关节动脉网的组成。

（4）腘静脉

腘静脉（popliteal vein）由胫前、后静脉在腘窝下角处汇成,有小隐静脉注入,与腘动脉伴行,共同包于腘血管鞘内。

（5）腘淋巴结

腘淋巴结（popliteal lymph node）位于腘窝脂肪组织内腘血管的周围,收纳足外侧部和小腿后外侧部的浅淋巴管以及小腿和足的深淋巴管,其输出管注入腹股沟深淋巴结。

13

第五节　小腿后区

一、浅层结构

小腿后区皮肤较薄,弹性好,血供丰富,是临床上常用的带血管蒂皮瓣的供皮区。浅筋膜内有皮神经和浅静脉（图 1-2）。

1. 皮神经

由胫神经在腘窝发出的腓肠内侧皮神经,向下与小隐静脉伴行,沿途分支分布于相应区域的皮肤,并在小腿下部与来自腓总神经的腓肠外侧皮神经吻合为腓肠神经。腓肠神经经外踝后方至足的外侧缘前行,分布于足背及小趾外侧缘皮肤。

2. 小隐静脉

小隐静脉（small saphenous vein）起自足背静脉弓的外侧端,经外踝后方到小腿后面,沿其正中线上行,在腘窝下角处,穿深筋膜上升一段后注入腘静脉。

二、深筋膜

小腿深筋膜较致密,与胫、腓骨的骨膜、骨间膜及后肌间隔共同围成后骨筋膜鞘,容纳小腿后群肌及血管神经束。

三、肌层

小腿后群肌分浅、深两层(图1-7)。浅层为小腿三头肌,包括腓肠肌和比目鱼肌,两肌会合向下移行为跟腱,止于跟骨结节。在腓肠肌外侧头与比目鱼肌之间,还可出现细小的跖肌。深层包括由内侧向外侧依次排列的趾长屈肌、胫骨后肌、蹞长屈肌和斜位于腘窝底的腘肌。

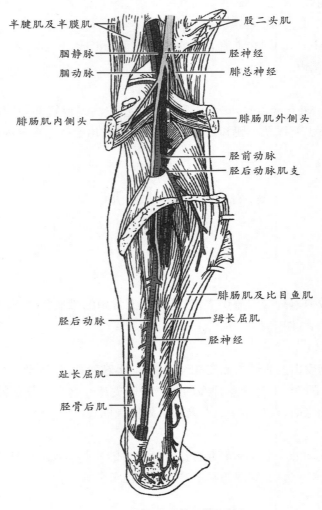

图1-7 小腿后区的血管和神经

四、深部血管、神经

1. 胫后动脉

胫后动脉(posterior tibial artery)是腘动脉的直接延续,穿经比目鱼肌腱弓深面,下行于小腿后群肌浅、深两层之间,至内踝后方进入足底(图 1-8)。胫后动脉多在腘肌下缘下 2～3 cm 处发出腓动脉(peroneal artery),沿跛长屈肌与腓骨间下降于外踝后方,终于外踝支。胫后动脉分支营养小腿后群肌、小腿外侧群肌、胫骨、腓骨和足底结构。

2. 胫后静脉

胫后静脉有 2 条,与同名动脉伴行。

3. 胫神经

胫神经(tibial nerve)自腘窝向下与胫后血管伴行于小腿后群浅、深两层肌间,至内踝后方进入足底。胫神经发肌支支配小腿后群肌。皮支为腓肠内侧皮神经,与小隐静脉伴行,分布于小腿后面的皮肤(图 1-7)。

第六节 踝后区与足底

踝后区上界为内、外踝基底部后面的连线,下界为足跟下缘。上部皮肤移动性大,浅筋膜较疏松,跟腱两侧有较多脂肪。足跟皮肤的角化层较厚。

1. 踝管

踝管(malleolar canal)踝后区的深筋膜在内踝后方显著增厚,架于内踝与跟结节内侧面之间,形成屈肌支持带,又名分裂韧带,此韧带与内踝、跟骨内侧面之间围成踝管。屈肌支持带向深面发出 3 个纤维隔,把踝管分隔成 4 个通道。通过的结构由前向后依次为:① 胫骨后肌腱。② 趾长屈肌腱。③ 胫后动、静脉及胫神经。④ 跛长屈肌腱(图 1-8)。踝管是小腿后区与足底的重要通道,感染时可经踝管相互蔓延。

2. 腓骨肌上、下支持带

腓骨肌上、下支持带位于外踝后下方,腓骨肌上支持带附着于外踝后缘与跟骨外侧面上部之间,腓骨肌下支持带前端续于伸肌下支持带,后端止于跟骨外侧面前部,它们共同约束腓骨长、短肌腱。两肌腱通过支持带深面时有腓骨肌总腱鞘包绕(图 1-9)。

3. 足底浅层结构

足底皮肤厚,致密而坚韧,移动性差,特别是足跟、足外侧缘和跛趾基底部更为增厚。这些部位是人体的承重点,容易因摩擦增厚而形成胼胝。

4. 足底深筋膜

足底深筋膜分浅、深两层。浅层覆于足底肌表面,分为最薄的内侧部、稍厚的外侧部及最厚的中间部;中间部称为足底腱膜,呈三角形,尖端在后,附着于跟骨结节,其两侧缘向深部发出内、外侧肌间隔,分别附着于第 1、5 跖骨,将足底分为内侧、中间、外侧骨筋膜鞘,分别

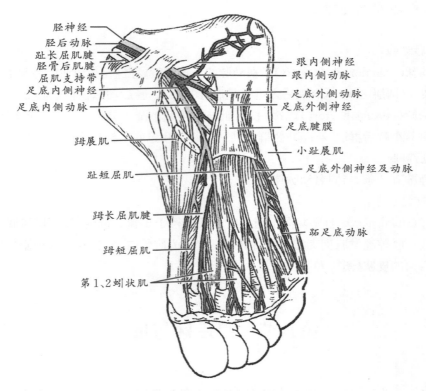

图 1-8　踝后区内侧面与足底

胫神经
胫后动脉
趾长屈肌腱
胫骨后肌腱
屈肌支持带
足底内侧神经
足底内侧动脉
跟内侧神经
跟内侧动脉
足底外侧动脉
足底外侧神经
足底腱膜
姆展肌
趾短屈肌
小趾展肌
足底外侧神经及动脉
姆长屈肌腱
姆短屈肌
第1、2蚓状肌
跖足底动脉

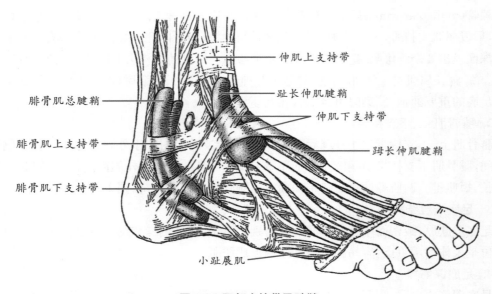

图 1-9　踝部支持带及腱鞘

伸肌上支持带
趾长伸肌腱鞘
伸肌下支持带
姆长伸肌腱鞘
腓骨肌总腱鞘
腓骨肌上支持带
腓骨肌下支持带
小趾展肌

容纳足底内侧群肌、中间群肌和外侧群肌(图 1-8)。足底深筋膜的深层为骨间跖侧筋膜,覆于骨间肌的跖侧。

5. 足底的血管和神经

胫后动脉及胫神经穿踝管至足底,即分为足底内、外侧动脉和足底内、外侧神经(图 1-8)。

(1) 足底内侧动脉

足底内侧动脉(medial plantar artery)较细小,在足底伴同名静脉行于姆展肌和趾短屈肌之间,分支分布于足底内侧部。

(2) 足底外侧动脉

足底外侧动脉(lateral plantar artery)较粗,伴同名静脉斜向前外,经趾短屈肌深面至足底外侧缘,然后转向内侧,至第 1 跖骨间隙处,与足背动脉的足底深支吻合构成足底深弓。由足底深弓发 4 条跖足底动脉,分布于各趾。

(3) 足底内、外侧神经

足底内侧神经(medial plantar nerve)的皮支分布于足底内侧半及内侧 3 个半趾足底面的皮肤,肌支支配姆展肌、姆短屈肌、趾短屈肌和第 1、2 蚓状肌。足底外侧神经(lateral plantar nerve)的皮支分布于足底外侧半及外侧 1 个半趾足底面的皮肤,肌支支配小趾展肌、足底方肌、姆收肌、第 3、4 蚓状肌和骨间肌。

第七节　股前内侧区

股前内侧区上方以腹股沟与腹部分界,上端内侧邻会阴部,下端以髌骨上方二横指处的水平线与膝分界,经股骨内、外侧髁的垂线与股后区分界。

一、浅层结构

股前内侧区内侧份的皮肤薄而柔软,移动性较大,皮脂腺较多,外侧份皮肤较厚。在近腹股沟处浅筋膜分为浅、深两层。浅层为脂肪层,与腹前壁下部的脂肪层(Camper 筋膜)相续;深层为膜性层,与腹前壁下部的膜性层(Scarpa 筋膜)相续。膜性层在腹股沟韧带下方约1 cm 处与大腿深筋膜(阔筋膜)相融合。浅筋膜内有浅动、静脉,浅淋巴管、淋巴结和皮神经(图 1-10)。

1. 大隐静脉

大隐静脉(great saphenous vein)是全身最长的浅静脉(约 76 cm),起自足背静脉弓内侧端,经内踝前方,沿小腿内侧缘伴隐神经上行,经股骨内侧髁后方约 2 cm 处进入大腿内侧部,渐斜向前上方,在耻骨结节下外方穿隐静脉裂孔汇入股静脉,其汇入点称为隐股点。汇入股静脉前,大隐静脉在股上部收纳了 5 条属支:腹壁浅静脉、旋髂浅静脉、阴部外静脉、股内侧浅静脉和股外侧浅静脉。这些属支注入大隐静脉的形式有不同类型(图 1-11)。大隐静脉的管腔内有许多静脉瓣(9～10 对),以保证血液向心回流,防止逆流。大隐静脉曲张行高位结扎术时,须分别结扎、切断各属支,以防复发。

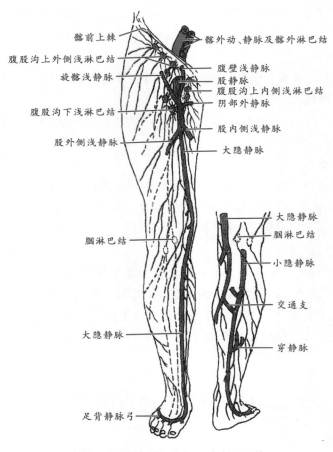

图 1-10　下肢浅静脉和下肢浅淋巴管

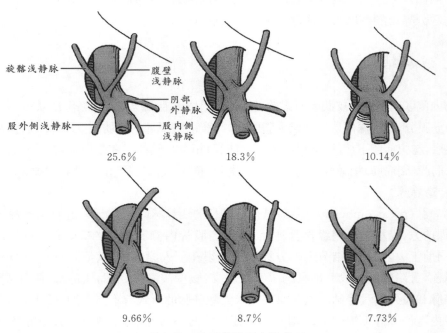

图 1-11　大隐静脉属支的类型

2. 浅动脉

在股前内侧区上部浅筋膜内主要有来自股动脉的 3 条浅动脉：腹壁浅动脉于腹股沟韧带内侧半下方 1 cm 处穿深筋膜（阔筋膜）上行分布于腹前壁下部；旋髂浅动脉沿腹股沟韧带走向髂前上棘，分布于腹前壁下外侧部；阴部外动脉分布于外生殖器皮肤。

3. 腹股沟浅淋巴结

腹股沟浅淋巴结可分为上、下两群。上群沿腹股沟韧带下方排列，又称斜群，有 2～6 个淋巴结，又可分为内、外侧两组，主要收集腹前外侧壁下部、会阴、外生殖器、臀区、肛管及子宫的淋巴管。下群沿大隐静脉末端纵行排列，又称远侧群或纵群，有 2～7 个淋巴结，以大隐静脉为界，也可分为内、外侧两组，主要收集下肢的浅淋巴管、会阴和外生殖器的部分浅淋巴管。腹股沟浅淋巴结的输出管注入腹股沟深淋巴结或髂外淋巴结。

4. 皮神经

股前内侧区的皮神经来自腰丛，主要有：股外侧皮神经，从髂前上棘稍内侧经腹股沟韧带深面至股部，在髂前上棘下方 5～6 cm 处，穿出深筋膜分布于股前外侧份的皮肤；股神经前皮支，在大腿前面中部穿过缝匠肌和深筋膜，分布于大腿前面中间部的皮肤；股神经内侧皮支，于大腿下 1/3 处穿缝匠肌内侧缘和深筋膜，分布于大腿中、下部内侧份的皮肤；闭孔神经皮支，多数穿股薄肌或长收肌，分布于股内侧中、上部的皮肤。此外，生殖股神经及髂腹股沟神经也有分支分布于股前区上部皮肤（图 1-12）。

二、深筋膜

大腿的深筋膜即阔筋膜，其内侧部分较薄，外侧部分较厚，在大腿外侧增厚形成髂胫束（图 1-12）。髂胫束上 1/3 分为两层，包裹阔筋膜张肌，其下 2/3 明显增厚呈扁带状，向下附着于胫骨外侧髁、腓骨头和膝关节囊下部。临床上常用髂胫束作为体壁缺损、薄弱部或膝关节交叉韧带修补重建的材料。

阔筋膜在腹股沟韧带中、内 1/3 交点下方约一横指处，有一卵圆形的薄弱区称隐静脉裂孔，又称卵圆窝，其表面覆盖一层疏松结缔组织，称为筛筋膜，有大隐静脉及其属支、淋巴管等穿过（图 1-13）。

阔筋膜向深部发出的肌间隔，与股骨共同围成的股前骨筋膜鞘内主要含股前群肌、股动脉、股静脉、股神经及腹股沟深淋巴结；在股内侧骨筋膜鞘内主要含股内侧群肌、闭孔血管和神经。

三、肌层

（一）股前群肌

1. 缝匠肌

缝匠肌（sartorius）为长带状，起自髂前上棘，斜向下内侧，止于胫骨内侧面上部。

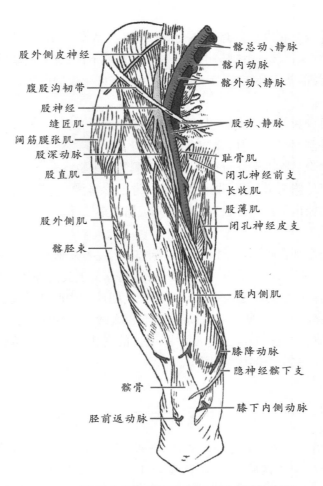

图 1-12　股前内侧区浅层肌与血管、神经

股外侧皮神经

腹股沟韧带

股神经

缝匠肌

阔筋膜张肌

股深动脉

股直肌

股外侧肌

髂胫束

髂总动、静脉

髂内动脉

髂外动、静脉

股动、静脉

耻骨肌

闭孔神经前支

长收肌

股薄肌

闭孔神经皮支

股内侧肌

膝降动脉

隐神经髌下支

髌骨

胫前返动脉

膝下内侧动脉

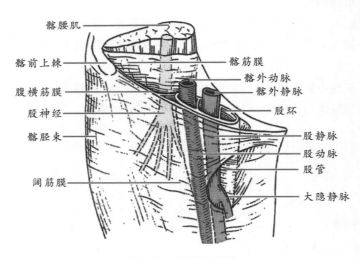

图 1-13　股鞘与股管

髂腰肌

髂前上棘

腹横筋膜

股神经

髂胫束

阔筋膜

髂筋膜

髂外动脉

髂外静脉

股环

股静脉

股动脉

股管

大隐静脉

2. 股四头肌

股四头肌(quadriceps femoris)的起端有 4 个头:股直肌起于髂前下棘,股中间肌、股内侧肌和股外侧肌起于股骨。4 个头向下集成肌腱,包绕髌骨,延续为髌韧带,止于胫骨粗隆(图 1-14)。

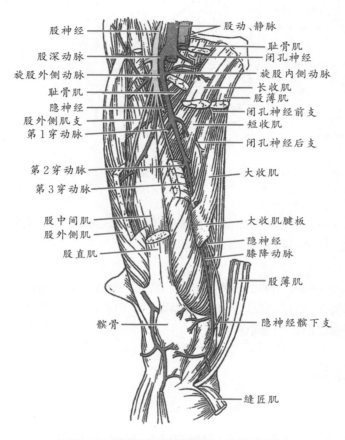

图 1-14　股前内侧区深层肌与血管、神经

(二) 股内侧群肌

股内侧群肌又称内收肌群(图 1-12、图 1-14),分为浅、中、深 3 层。浅层由外侧向内侧依次是耻骨肌、长收肌和股薄肌;中层是短收肌,位于耻骨肌和长收肌深面;深层是大收肌。这些肌均起自耻骨支、坐骨支和坐骨结节等前面,除股薄肌止于胫骨上端内侧面,其他各肌都止于股骨粗线,大收肌尚有一腱止于股骨收肌结节,此腱与股骨之间形成收肌腱裂孔。大收肌的部分腱纤维组成收肌腱板,连于股内侧肌。

四、肌腔隙与血管腔隙

肌腔隙与血管腔隙为腹股沟韧带与髋骨之间的间隙,是腹腔、盆腔与股前内侧区之间的重要通道。此间隙被髂耻弓(连于腹股沟韧带和髂耻隆起之间的韧带)分成外侧的肌腔隙及内侧的血管腔隙(图 1-15)。

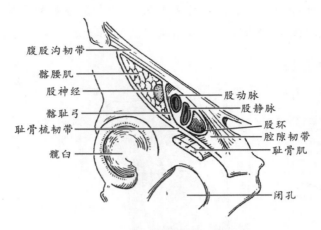

图 1-15　肌腔隙与血管腔隙

1. 肌腔隙

肌腔隙(lacuna musculorum)的前界为腹股沟韧带外侧部,后外界为髂骨,内侧界为髂耻弓。内有髂腰肌、股神经和股外侧皮神经通过。

2. 血管腔隙

血管腔隙(lacuna vasorum)的前界为腹股沟韧带内侧部,后界为耻骨梳韧带和耻骨肌筋膜,内侧界为腔隙韧带(陷窝韧带),外侧界为髂耻弓。内有股动脉、股静脉、股管和淋巴管通过,它们共同被深筋膜形成的股鞘所包裹。

五、股三角

1. 位置境界

股三角位于股前内侧区上 1/3 部,为底边向上、尖向下的三角形区域,向上经肌腔隙和血管腔隙与腹腔、盆腔相通,向下与收肌管相续,其上界为腹股沟韧带,外侧界为缝匠肌内侧缘,内侧界为长收肌内侧缘(图 1-12)。股三角的前壁由皮肤、浅筋膜和阔筋膜构成,后壁凹陷,由内侧向外侧依次为长收肌、耻骨肌和髂腰肌。

2. 内容

股三角内有股神经、股鞘及其包含的股动脉、股静脉、股管、淋巴结以及脂肪组织等。股动脉位于股三角的中份,于腹股沟韧带中点深面,其外侧为股神经,内侧为股静脉。借此排列关系,在体表通过触摸股动脉的搏动来判定其位置,临床上常进行股动脉压迫止血、插管造影、股静脉穿刺和股神经阻滞等(图 1-12、图 1-14)。

(1) 股鞘

股鞘(femoral sheath)为腹横筋膜和髂筋膜向下延伸包绕股动、静脉上段所形成的筋膜鞘,位于腹股沟韧带内侧半和阔筋膜的深方。股鞘呈漏斗状,长 3～4 cm,向下与股血管外膜融合延续为股血管鞘。股鞘内腔被两个纵行的纤维隔分为三部分:外侧部容纳股动脉,中间部容纳股静脉,内侧部称为股管,管内有脂肪和腹股沟深淋巴结(图 1-13)。

（2）股动脉

股动脉（femoral artery）是下肢动脉主干，由髂外动脉经腹股沟韧带中点深面的血管腔隙入股三角，下行至股三角尖处入收肌管，然后再穿收肌腱裂孔入腘窝移行为腘动脉。

股动脉在股三角内发出三支浅动脉，即腹壁浅动脉、旋髂浅动脉和阴部外动脉，它们均有同名静脉伴行，前两支是腹下部带蒂游离皮瓣移植常用的血管。此外，股动脉在腹股沟韧带下方3～5 cm处发出一粗大的股深动脉（deep femoral artery），自股动脉后外方行向内下，行于长收肌和大收肌之间，股深动脉在起始处发出旋股内、外侧动脉，并在行程中发出3～4支穿动脉及肌支，穿动脉穿大收肌至股后区。股深动脉的分支营养邻近肌，并参与髋关节动脉网和膝关节动脉网的构成。

（3）股静脉

股静脉（femoral vein）位于股动脉内侧，始于收肌腱裂孔处，是腘静脉的延续，在股三角尖处位于股动脉后方，逐渐转至股动脉内侧，向上移行为髂外静脉。股静脉接纳大隐静脉和与股动脉各分支伴行的同名静脉。

（4）股管

股管（femoral canal）是股鞘内侧部的一个漏斗形间隙，平均长约1.3 cm。股管的前壁由上向下依次为：腹股沟韧带、隐静脉裂孔的上缘及筛筋膜；后壁依次为：耻骨疏韧带、耻骨肌及其筋膜；内侧壁依次为：腔隙韧带及股鞘内侧壁；外侧壁为股静脉内侧的纤维隔。管的下端为盲端，上口称股环；环的前界为腹股沟韧带，后界为耻骨梳韧带，内侧界为腔隙韧带，外侧借纤维隔与股静脉为邻。股环上面覆有薄层疏松结缔组织，称为股环隔，隔的上面覆盖壁腹膜。从腹腔面观察，衬于股环隔处的壁腹膜呈一小凹，称为股凹。股管内含脂肪组织和1～2个腹股沟深淋巴结。当腹内压增高时，腹腔脏器（主要为肠管）可顶着腹膜经股环突入股管，从隐静脉裂孔处突出，形成股疝（图1-16）。因女性骨盆较宽，股环较大，所以女性较男性易发生股疝。由于股环周界多为韧带，不易扩展，所以股疝易嵌顿。来自腹壁下动脉的闭孔支或变异的闭孔动脉走行于腔隙韧带附近，施行股疝修补术时易伤及此动脉，应加以注意。

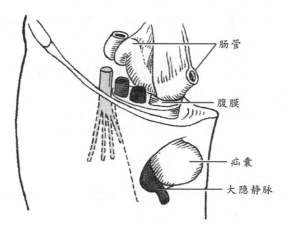

肠管

腹膜

疝囊

大隐静脉

图1-16　股疝

（5）腹股沟深淋巴结

腹股沟深淋巴结位于股静脉上部周围及股管内,有 3～4 个,收纳下肢和会阴部的深、浅淋巴,其输出管注入髂外淋巴结。

（6）股神经

股神经(femoral nerve)是腰丛最大的分支,沿髂筋膜的深面经肌腔隙进入股三角内,位于股动脉的外侧。在腹股沟韧带稍下方,分为数支。肌支支配股四头肌、缝匠肌和耻骨肌;皮支有股神经前皮支和内侧皮支,分布于股前内侧区皮肤,隐神经是股神经最长的皮支,在股三角内伴股动脉下行入收肌管,在膝关节内侧穿出深筋膜到达皮下,伴大隐静脉下行,分支分布于髌骨下方、小腿内侧面和足内侧缘的皮肤;关节支至髋、膝关节。

六、收肌管

收肌管又称 Hunter 管,位于股中 1/3 段前内侧,缝匠肌深面,大收肌和股内侧肌之间,长约 15 cm。该管断面为三角形,前内侧壁为缝匠肌及收肌腱板,外侧壁为股内侧肌,后壁为长收肌和大收肌。收肌管上口通股三角,下口为收肌腱裂孔通腘窝(图 1-14)。收肌管的主要内容由前向后为隐神经、股动脉和股静脉。

七、股内侧区的血管和神经

1. 闭孔动脉

闭孔动脉(obturator artery)在盆腔内起自髂内动脉,穿闭膜管出骨盆至股内侧区,分为前、后两支,分别位于短收肌前、后方,分布于股内侧群肌、髋关节和股方肌。闭孔静脉与同名动脉伴行。

2. 闭孔神经

闭孔神经(obturator nerve)起自腰丛,与闭孔血管伴行穿闭膜管出骨盆,分为前、后两支,分别位于短收肌前、后面(图 1-12、图 1-14)。前支主要支配长收肌、短收肌和股薄肌,还发支分布于髋关节和股内侧区皮肤。后支支配闭孔外肌、大收肌和膝关节。

第八节　小腿前外侧区和足背

一、浅层结构

小腿前外侧区的皮肤较厚而紧,移动性较小,血供较差。足背的皮肤较薄,移动性较大。浅筋膜内有浅静脉及皮神经(图 1-2、图 1-10、图 1-17)。

1. 大隐静脉

大隐静脉始于足背静脉弓的内侧端。经内踝前方约 1 cm 处(大隐静脉切开术的常用部

位),沿小腿前内侧上行。大隐静脉及其属支在小腿前外侧区与小隐静脉和深静脉有广泛的
交通和吻合。

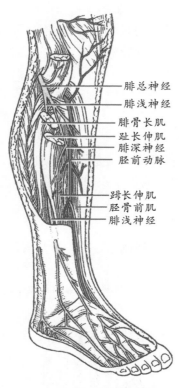

图1-17　小腿前外侧区

2. 皮神经

小腿前外侧区及足背的皮神经主要有:① 隐神经自膝关节内侧缝匠肌后缘浅出至皮
下,向下与大隐静脉伴行至足内侧缘,在小腿上部,隐神经居于静脉后方,在小腿下部绕至静
脉前方,分布于膝关节、小腿内侧面及足内侧缘的皮肤。② 腓浅神经:由腓总神经分出,在
小腿外侧中、下1/3交界处穿出深筋膜至皮下,分为足背内侧皮神经和足背中间皮神经,它
们经踝关节前分布于足背。③ 足背外侧皮神经:为腓肠神经的延续,经外踝后分布于足背
外侧缘。

二、深筋膜

小腿前外侧区的深筋膜较致密。在胫侧,小腿前外侧区的深筋膜与胫骨体内侧面的骨
膜紧密融合;在腓侧,小腿前外侧区的深筋膜发出前、后肌间隔,止于腓骨骨膜,形成前、后和
外侧3个骨筋膜鞘。前、外侧骨筋膜鞘位于小腿前外侧区:小腿前骨筋膜鞘内有小腿前群
肌、胫前血管及腓深神经等;小腿外侧骨筋膜鞘内有小腿外侧群肌和腓浅神经等。

小腿深筋膜在踝关节附近增厚形成支持带,具有约束肌腱和保护血管的作用。在小腿
前外侧区下部和足背的支持带主要为伸肌上、下支持带(图1-9):伸肌上支持带又称小腿横

韧带,位于踝关节稍上方,横向附着于胫、腓骨下端。伸肌下支持带又称小腿十字韧带,位于踝关节前与足背近侧部,呈横置的"Y"形。其外侧部附着于跟骨外侧面,内侧部分上、下两束,上束附于内踝,下束附于足内缘。伸肌下支持带向深部发出纤维隔形成 3 个骨纤维管。内侧管通过胫骨前肌腱;中间管通过踇长伸肌腱、足背动脉和腓深神经;外侧管通过趾长伸肌腱、第三腓骨肌腱。各肌腱表面均有腱鞘包绕。

三、肌层

1. 小腿前群肌

小腿前群肌有 4 块,由内侧向外侧依次是胫骨前肌、踇长伸肌、趾长伸肌和第三腓骨肌(1%～2.6%人缺如)。小腿前群肌的主要作用是使踝关节背屈和伸趾,胫骨前肌还可使足内翻。

2. 小腿外侧群肌

小腿外侧群肌包括腓骨长肌和腓骨短肌(图 1-17),其作用是跖屈踝关节并可使足外翻。

3. 足背肌

足背肌较薄弱,位于趾长伸肌腱深面,包括内侧的踇短伸肌和外侧的趾短伸肌(图 1-18)。

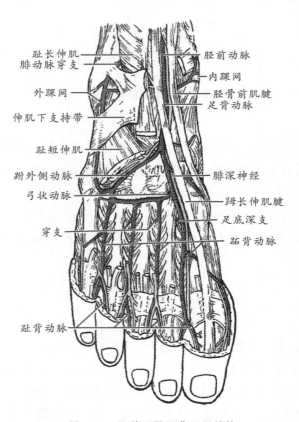

图 1-18　踝前区及足背深层结构

四、深部血管、神经

1. 胫前动脉

胫前动脉(anterior tibial artery)在胫骨粗隆平面,腘肌下缘处起自腘动脉,向前经骨间膜上方的孔进入前骨筋膜鞘内,沿骨间膜前面下行。胫前动脉开始在胫骨前肌与趾长伸肌之间下行,至小腿中部行于胫骨前肌与姆长伸肌之间(图 1-17),主干下行至伸肌上支持带的下缘处,移行为足背动脉。胫前动脉在起始处附近发出胫前返动脉,向上加入膝关节动脉网;中部发出肌支分布于小腿前群肌及胫、腓骨;下部在踝关节附近发出内、外踝前动脉,参与构成踝关节动脉网。胫前静脉有 2 条,与同名动脉伴行。

2. 足背动脉

足背动脉(dorsal artery of foot)是胫前动脉的直接延续(图 1-18),起始于踝关节前方中点处,于姆长伸肌腱和趾长伸肌腱之间前行,到达第 1 跖骨间隙近侧端,分支营养足背。足背动脉位置浅表,其搏动易于触及,主要分支有足底深支、第 1 跖背动脉、弓状动脉、跗内侧动脉和跗外侧动脉。足底深支穿第 1 跖骨间隙至足底,参与构成足底深弓;第 1 跖背动脉,分支到姆趾及第 2 趾背面内侧;弓状动脉,沿跖骨底背侧面向外行,与跗外侧动脉吻合,弓上发出第 2、3、4 跖背动脉,分布于第 2~5 趾的相对缘;跗外侧动脉,向外行于足背,至第 5 跖骨底与弓状动脉吻合;跗内侧动脉,有 1~3 支,行向足背内侧缘及足底,分布于附近足骨和足底内侧群肌。

3. 腓深神经

腓深神经(deep peroneal nerve)于腓骨颈高度起自腓总神经,向前下穿腓骨长肌起始部及前肌间隔,进入前骨筋膜鞘内,伴胫前血管下行,先位于胫前动脉外侧,继而跨过动脉前面,在小腿下部则位于动脉内侧,至踝关节前方、姆长伸肌腱和伸肌支持带深面至足背,伴足背动脉前行。腓深神经的肌支支配小腿前群肌和足背肌。皮支分布于第 1、2 趾相对面的背侧皮肤。腓深神经损伤时,表现为足下垂和不能伸趾(图 1-17)。

4. 腓浅神经

腓浅神经(superficial peroneal nerve)起自腓总神经,下行于腓骨长、短肌之间,分支支配此二肌。在小腿外侧中、下 1/3 交界处穿出深筋膜,下行至足背(图 1-17),分布于小腿下部外侧面和足背大部分皮肤。腓浅神经损伤常导致足不能外翻。

附录　下肢的解剖操作

一、解剖臀区

1. 尸位

尸体取俯卧位,两下肢伸直平放于解剖操作台上。

2. 摸认骨性标志

骨性标志主要有：髂前上棘、髂嵴、髂后上棘、坐骨结节、股骨大转子、尾骨尖。

3. 切开皮肤

做以下皮肤切口：① 从髂前上棘沿髂嵴切到髂后上棘，再向内侧切至骶部正中。② 由骶部正中处向下做纵切口至尾骨尖。③ 自尾骨尖沿臀沟做一弧形切口至臀部外侧。将皮片翻向外侧。

4. 解剖浅筋膜

在浅筋膜内剖查以下皮神经：① 在髂结节与髂后上棘之间剖查出臀上皮神经。② 在髂后上棘与尾骨尖之间剖查出臀内侧皮神经。③ 在臀大肌下缘中点附近剖查出臀下皮神经。

5. 解剖深筋膜

清除浅筋膜，显露臀筋膜。在臀上外侧部臀中肌表面的臀筋膜较厚。适当剖除臀筋膜，使其能看出臀大肌、臀中肌的肌束走向即可。

6. 解剖臀大肌

在臀大肌上缘和下缘清除筋膜，暴露出臀大肌的境界，特别是上外侧部与臀中肌的界限，将刀柄或手指插入该肌上、下缘深面做钝性分离。在尽量靠近臀大肌的起始处将肌切断，边分离边切断，注意不要损伤其深面的血管和神经，并翻向外下方。在操作过程中注意不要切断骶结节韧带和股后皮神经。观察进入臀大肌深面的臀上动、静脉浅支以及臀下动、静脉和臀下神经。在臀大肌深面即为臀大肌下间隙，隙内充以疏松结缔组织。

7. 解剖梨状肌上孔和臀中、小肌

除去梨状肌上、下孔周围的筋膜，观察梨状肌及在梨状肌上缘外上方的臀中肌，注意细心观察二肌之间的分界。将手指从臀中肌后缘插入并做钝性分离，然后在臀中肌起点处切断臀中肌。翻开臀中肌，可见深面的臀小肌及臀上动、静脉深支和臀上神经，并修洁之。臀上动脉分浅、深两支，浅支分布于臀大肌，深支伴臀上神经分布至臀中、小肌。

8. 解剖梨状肌下孔

梨状肌下方的坐骨神经是人体最粗大的神经，坐骨神经多穿经梨状肌下孔，但个体差异较大。剖查坐骨神经内侧的股后皮神经。在梨状肌下缘，修洁臀下动、静脉和臀下神经，它们分布于臀大肌。最内侧的阴部神经及阴部内动、静脉，经过骶结节韧带的深面，穿经坐骨小孔入坐骨肛门窝至会阴部，可不必追踪。

9. 观察坐骨神经及其毗邻

修洁坐骨神经周围的结缔组织，可见该神经自梨状肌下孔穿出后（有时在梨状肌上缘或梨状肌中穿出），在坐骨结节与大转子连线中点偏内侧下行，在臀大肌下缘与股二头肌长头之间的坐骨神经位置表浅。由上而下清理坐骨神经深面的上孖肌、闭孔内肌腱、下孖肌和股方肌。切断股方肌并翻开，观察其深面的闭孔外肌腱。

二、解剖股后区

1. 切开皮肤

做以下皮肤切口：① 自臀部的臀沟弧形切口中点垂直向下切至胫骨粗隆平面。② 在胫骨粗隆平面做一横切口。将皮片翻向两侧。

2. 解剖股后皮神经

在臀部解剖时已暴露股后皮神经的起始段，由此向下追踪，解剖时要循股后正中线切开深筋膜，在深筋膜的深面寻找股后皮神经。

3. 解剖股后群肌和坐骨神经

将深筋膜向两侧翻开，修洁半腱肌、半膜肌和股二头肌。剔除肌间结缔组织，在股二头肌长头的深面追踪坐骨神经及其支配股后群肌和部分大收肌的肌支。在坐骨神经深面找寻股深动脉发出的穿动脉。

解剖完毕后，将各结构复位，测定坐骨神经的体表投影。

三、解剖膝后区

1. 切开皮肤

皮肤切口在解剖股后区时已切开，将皮片翻向两侧。

2. 解剖浅筋膜

小心清除浅筋膜，在膝后下部，解剖出小隐静脉并观察小隐静脉穿过深筋膜（腘筋膜）的位置。

3. 解剖腘窝

切开厚而坚韧的腘筋膜，解剖腘窝内结构。

① 腘淋巴结位于小隐静脉末端附近，观察后除去，然后修洁腘窝边界的肌，包括上内侧界的半腱肌、半膜肌，上外侧界的股二头肌，下内侧界的和下外侧界的腓肠肌内、外侧头。

② 修洁股二头肌下部时，在其内侧找出腓总神经及由其分出的腓肠外侧皮神经和腓神经交通支。在腘窝，胫神经位置最浅，腘静脉较深，腘动脉最深。

③ 剖出胫神经及其分支，肌支至附近各肌，关节支分布于膝关节，腓肠内侧皮神经与小隐静脉伴行。

④ 在胫神经深面剖出腘静脉和腘动脉，并向上追至收肌腱裂孔处。保留小隐静脉。

⑤ 在腘血管的前方和两侧，剖查膝上外侧动、静脉，膝上内侧动、静脉，膝中动、静脉，膝下外侧动、静脉和膝下内侧动、静脉。

四、解剖小腿后区和踝管

1. 切开皮肤

做以下皮肤切口：① 沿腘窝下方已做横切口的中点做一垂直切口至足跟。② 由足跟向前外、前内侧各做一短的辅助切口。③ 在踝关节平面做横切口。将皮片翻向两侧。

2. 解剖浅筋膜

解剖出下列结构：

（1）小隐静脉

由腘窝向下追查至外踝后下方。

（2）腓肠神经

在腘窝提起胫神经,剖查腓肠内侧皮神经,在腓骨头后方约 5 cm 处找出由腓总神经发出的腓肠外侧皮神经。观察二者合并共同形成腓肠神经。

（3）大隐静脉与隐神经

它们在膝后内侧及小腿内侧伴行,试在胫骨内侧髁后寻认之。

3. 切开深筋膜

由小腿后中线切开并翻向两侧。

4. 解剖小腿后区的肌

将腓肠肌二头在起点下 5 cm 处切断,向下翻开,观察比目鱼肌在胫、腓骨后面的两个起端和其间的比目鱼肌腱弓。沿腱弓切断比目鱼肌内侧份,翻向外侧。可见该肌深面为小腿深筋膜隔,分隔小腿后面浅、深两群肌,观察后剔除此筋膜。切开腘肌表面的筋膜,显露腘肌。辨认深层的 3 块肌:胫骨后肌(中间)、蹬长屈肌(外侧)、趾长屈肌(内侧)并修洁之。

5. 解剖小腿后区的血管和神经

从腘窝向下追查胫神经和腘动、静脉。观察腘动脉在神经下行于小腿浅、深两层肌之间,修洁胫后动脉,在其起端找到它的分支——腓动脉及伴行静脉。观察胫神经在小腿后区的分支,向下追踪至屈肌支持带深面。

6. 解剖踝管

切开屈肌支持带,打开踝管,观察屈肌支持带向深面发出的 3 个纤维隔和形成的 4 个骨纤维管。观察踝管内结构,由前向后的排列顺序为胫骨后肌腱、趾长屈肌腱、胫后动脉及伴行静脉、胫神经和蹬长屈肌腱。

五、解剖足底

1. 切开皮肤

做以下皮肤切口:① 自跟骨结节沿足底正中线切至中趾尖。② 沿趾根从足底外侧横切至足底内侧。将皮片向两侧翻至足内、外侧缘。足底的皮肤和浅筋膜很厚,其中足跟、蹬趾根部及足底外侧部更明显。解剖浅筋膜时,注意保留浅血管和神经。

2. 解剖足底腱膜

足底深筋膜的内侧部最薄,外侧部较厚,中间部最厚即足底腱膜。去除内、外侧部,保留足底腱膜,它自跟骨结节前方起始,向前分成 5 束至各趾。足底腱膜两侧向深部发出 2 个肌间隔,附于第 1、5 跖骨,将足底分成内、外侧和中间 3 个骨筋膜鞘。在跟骨前 5 cm 处横向切断足底腱膜并向前翻起,注意保护腱膜深面的结构。

3. 解剖足底浅层肌及血管和神经

由内侧向外侧修洁踇展肌、趾短屈肌和小趾展肌,解剖出走行其间的足底内、外侧血管和神经。

4. 解剖足底中层肌及血管和神经

在中部切断趾短屈肌腱,可见其深面的踇长屈肌腱与趾长屈肌腱的交叉,进一步观察足底方肌及 4 块蚓状肌,复查足底内、外侧血管和神经的走行和分支。

5. 解剖足底深层肌及血管和神经

在跟结节前方切断足底方肌、踇长屈肌腱和趾长屈肌腱,向前翻起,暴露深面的踇短屈肌、踇收肌及小趾短屈肌。观察足底外侧血管、神经穿入足底深部及其分支情况。

六、解剖股前、内侧区

1. 尸位

尸体取仰卧位,腿稍外展、外旋。

2. 摸认骨性标志

骨性标志主要有:髂前上棘、耻骨结节、股骨内侧髁、股骨外侧髁、胫骨粗隆、胫骨内侧髁、胫骨外侧髁及髌骨。

3. 切开皮肤

做以下皮肤切口:① 自髂前上棘至耻骨结节做斜行切口。② 平胫骨粗隆做一横切口。③ 由第 1 切口中点向下沿大腿前面纵切至第 2 切口。各皮肤切口均浅切,剥皮宜薄,将皮片翻向两侧。

4. 解剖浅筋膜

剖查浅筋膜内的血管、神经和淋巴结。

（1）大隐静脉及属支和伴行的浅动脉

从股骨内侧髁后缘浅筋膜内寻找大隐静脉及伴行的隐神经,向上追踪至耻骨结节外下方约 3 cm 处,可见大隐静脉穿深筋膜注入股静脉。提起大隐静脉近侧端,在附近分别解剖出大隐静脉的 5 条属支,并找出与腹壁浅静脉、旋髂浅静脉和阴部外静脉伴行的同名浅动脉。剔除浅筋膜,保留浅血管。

（2）皮神经

股外侧皮神经在髂前上棘下方 5～10 cm 处穿出深筋膜至皮下。股神经前皮支和内侧皮支,于大腿中、下部沿缝匠肌表面穿出深筋膜。闭孔神经皮支于大腿上部内侧穿出阔筋膜。剔除浅筋膜,保留皮神经。

（3）腹股沟浅淋巴结

在腹股沟韧带稍下方及大隐静脉上端的两侧,观察后摘除。

5. 剖查深筋膜（阔筋膜）

阔筋膜外侧部增厚形成髂胫束,止于胫骨外侧髁。自髂前上棘向下沿阔筋膜张肌前缘切开阔筋膜,暴露阔筋膜张肌。从腹股沟韧带中点向下纵行切开阔筋膜,用刀柄将其与深层结构分离,翻向两侧,注意勿损伤深面的结构,至髂胫束前缘时切断阔筋膜以保留髂胫束。

6. 解剖股三角及其内容

清除阔筋膜,观察股三角的位置和境界,在腹股沟韧带下方,股神经位居股动脉外侧,股神经分支支配耻骨肌、缝匠肌、股四头肌及股前内侧区的皮肤。其中,有一支特别长,与股动脉伴行进入收肌管,称为隐神经。注意观察并理解股鞘为包绕股血管的漏斗形薄层筋膜鞘,纵切股鞘可见其分为 3 个纵形的腔,分别容纳股动脉、股静脉和股管。追踪股动脉至股三角的尖,观察其潜入缝匠肌的深面,进入收肌管。在腹股沟韧带下方 3～5 cm 处解剖出股动脉的最大分支股深动脉。股深动脉在股三角内发出旋股内、外侧动脉。旋股外侧动脉行于缝匠肌和股直肌的深面,分为升、横、降 3 支。旋股内侧动脉在耻骨肌与髂腰肌之间穿向深面。此 2 条动脉有时可直接发自股动脉。股深动脉主干沿途发出 3～4 条穿动脉,穿过短收肌和大收肌至大腿后部。股静脉居股动脉内侧,至股三角尖走向股动脉后方。注意观察沿股静脉近段排列的腹股沟深淋巴结,观察后摘除。股管位居股静脉内侧,股管内含疏松结缔组织,并常有 1～2 个腹股沟深淋巴结。注意观察股管的境界和股环。

7. 解剖收肌管

将缝匠肌在中下份切断并向上、下翻起。在缝匠肌下段深面有收肌腱板,连于股内侧肌与长收肌、大收肌之间,将其纵向切开,剖查管内结构,主要是股三角内结构的延续,如股神经的股内侧肌支、隐神经、股动脉和股静脉等。观察股血管穿收肌腱裂孔入腘窝。

8. 解剖股四头肌和缝匠肌

剔除缝匠肌及股四头肌的股直肌、股内侧肌和股外侧肌的深筋膜,分离各肌。将股直肌拉开,查认深面的股中间肌。观察股四头肌腱包绕髌骨的情况,解剖出髌韧带。

9. 解剖股内侧群肌及闭孔血管、神经

修洁股内侧区浅层的股薄肌。在股薄肌外上方剖查长收肌、耻骨肌。在长收肌中部横断并向上、下掀起,观察位于其深面的短收肌和闭孔神经前支、闭孔动脉和静脉的前支。短收肌深面为大收肌、闭孔神经后支、闭孔动脉和静脉的后支。

七、解剖小腿前、外侧区

1. 切开皮肤

做以下皮肤切口:① 由内踝至外踝经踝关节前做一横切口。② 自胫骨粗隆向下纵切至踝关节前的横切口。将皮片翻向两侧。

2. 解剖浅筋膜

沿小腿内侧向下至内踝前解剖出大隐静脉及与其伴行的隐神经。在小腿前外侧中、下 1/3 交界处,剖查出腓浅神经的皮支。保留上述结构,清除浅筋膜。

3. 观察深筋膜

在小腿下部的前方,踝关节上方,深筋膜增厚形成伸肌支持带。

4. 解剖小腿前、外侧群肌

在小腿前面,从内侧向外侧依次修洁胫骨前肌、踇长伸肌、趾长伸肌及第三腓骨肌。踇长伸肌上部位置较深,下部肌腱较浅。在小腿外侧,清理出腓骨长肌和腓骨短肌,清理深筋膜时,注意观察伸肌支持带深面的肌腱均包以腱滑膜鞘,具有减少摩擦的功能。

5. 解剖胫前血管和腓深神经

钝性分离胫骨前肌和趾长伸肌，在两肌之间的骨间膜前找出胫前动脉、胫前静脉和腓深神经，它们相伴下行至足背。

6. 解剖腓浅神经

在腓骨颈外侧找出腓总神经，观察其绕过腓骨颈前面，穿入腓骨长肌深面，腓浅神经在腓骨长、短肌之间下行，找出其至腓骨长、短肌的分支以及在小腿前外侧中、下 1/3 交界处穿出深筋膜，分为内、外两支。

八、解剖足背

1. 切开皮肤

自踝关节沿足背中线做一纵向切口至第 2 趾尖，再沿各趾根做一横向切口，将皮片翻向两侧。

2. 解剖浅筋膜

找出足背静脉弓，沿其内侧端清理出大隐静脉起始段及伴行的隐神经。从外侧端清理出小隐静脉和腓肠神经的终支足背外侧皮神经。腓浅神经的两终支为足背内侧和足背中间皮神经，分布于足背及趾背皮肤。腓深神经皮支在第 1 跖骨间隙穿出，至第 1、2 趾相对缘处的皮肤。

3. 剖查深筋膜

修洁伸肌支持带下方，踝关节前下方呈横"Y"形的伸肌下支持带，在外踝后方及下方修出腓骨肌上、下支持带。

4. 解剖足背肌

纵向切开伸肌支持带，清理踇长伸肌腱和趾长伸肌腱，剖查其深面的踇短伸肌和趾短伸肌，观察骨间背侧肌。

5. 解剖足背的血管、神经

在踝关节前方找出腓深神经，试寻其肌支。沿踇长伸肌腱与趾长伸肌腱之间找出足背动脉，追踪足背动脉至第 1 跖间隙近侧端，寻找其发出的第 1 跖背动脉和跖底深支。

（熊克仁　倪进忠）

第二章

上　肢

第一节　概　述

一、境界与分区

上肢(upper limb)与颈、胸和背部相连。以锁骨上缘外 1/3 段、肩峰至第 7 颈椎棘突连线的外 1/3 段与颈部分界；以三角肌前、后缘上端与腋前、后襞下缘中点的连线与胸、背部分界。

上肢可分为肩、臂、肘、前臂和手部，各部又分为若干区。胸前区因含有胸上肢肌并且是腋区的前壁，常与腋区合并介绍。

二、体表标志

1. 锁骨

锁骨全长均可触及，其外侧端连接肩峰。

2. 肩峰

肩峰位于锁骨的外侧端，是肩部的最突出部位。

3. 喙突

喙突在锁骨中、外 1/3 交点下方的锁骨下窝内。

4. 肱骨大结节

肱骨大结节突出于肩峰前外侧。

5. 三角肌

臂外展时，三角肌隆起特别显著，可见其前、后缘。

6. 腋前、后襞

上肢外展时，腋窝底的前界可见主要由胸大肌下缘构成的腋前襞；后界可见主要由大圆肌与背阔肌下缘构成的腋后襞。

7. 肱二头肌

肱二头肌于臂前区可见纵向隆起，在其两侧为肱二头肌内、外侧沟。

8. 肱骨内、外上髁

肱骨内、外上髁是肘部内、外侧最突起的骨点。

9. 尺骨鹰嘴

尺骨鹰嘴是肘后最显著的骨性隆起。

10. 桡、尺骨茎突

腕背尺侧的显著隆起是尺骨头,其后内侧向下的突起即尺骨茎突。桡骨茎突在腕桡侧。

11. 腕前腱隆起

当屈腕时,腕中线处为掌长肌腱,桡侧腕屈肌腱位其桡侧,尺侧腕屈肌腱位其尺侧,在掌长肌腱和尺侧腕屈肌腱之间有数条指浅屈肌腱。

12. 解剖学"鼻烟壶"

当拇指充分外展和后伸时,在手背外上份的三角形凹陷就是解剖学"鼻烟壶"。拇长展肌腱与拇短伸肌腱构成其桡侧界,拇长伸肌腱构成其尺侧界,窝底有手舟骨,并有桡动脉通过。

13. 掌心、鱼际与小鱼际

手掌中部呈尖端向近侧的三角形凹陷区称为掌心,其两侧的鱼腹状隆起,分别称为鱼际和小鱼际。

14. 提携角

臂轴(即肱骨纵轴)与前臂轴(尺骨纵轴)所形成的向外侧开放角,正常为165°～170°,其补角为10°～15°,称为提携角(图2-1)。此角增大超过15°时,称为肘外翻;0°～10°为直肘;-10°～0°为肘内翻。

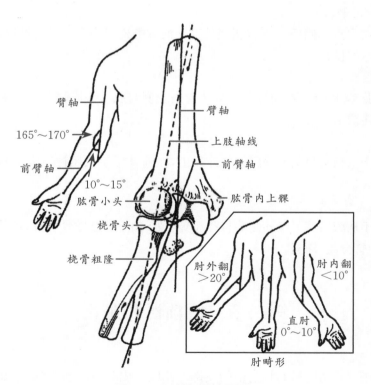

图2-1 上肢轴线与提携角

三、体表投影

上肢主要血管神经干体表投影如下（图 2-2）：

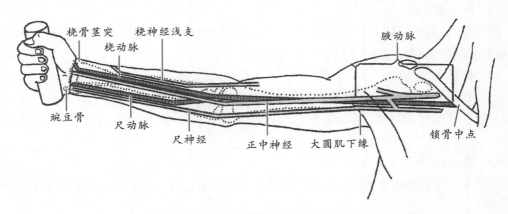

图 2-2　上肢血管、神经干投影

1. 腋动脉和肱动脉

自锁骨中点至肘前横纹中点远侧 2 cm 处的连线为腋动脉和肱动脉的投影，二者以大圆肌下缘为界。

2. 桡动脉和尺动脉

从肘前横纹中点远侧 2 cm 处，至桡骨茎突前方的连线为桡动脉的投影，至豌豆骨桡侧的连线为尺动脉的投影。

3. 正中神经

在臂部与肱动脉一致，在前臂位于从肱骨内上髁与肱二头肌腱连线的中点至腕远侧纹中点稍外侧的连线上。

4. 尺神经

在臂部位于从腋窝顶至尺神经沟的连线上，在前臂位于从尺神经沟至豌豆骨桡侧的连线上。

5. 桡神经

在臂部位于从腋后襞下缘外侧端与臂部交点处，向下斜过肱骨后方，达肱骨外上髁的斜行连线上，至前臂分浅、深支。

第二节　胸前区和腋区

胸前区位于锁骨与肋弓间胸前壁的浅部。此区由皮肤与浅筋膜（成年女性乳房充分发育）以及胸上肢肌构成。腋区位于肩关节下方、胸侧壁与臂上部之间，上肢外展时，向上呈穹隆状凹陷，其深面有呈锥体形的腔隙，称为腋窝。

一、浅层结构

胸前区皮肤较薄,尤其是胸骨前、乳头皮肤。腋区皮肤富含皮脂腺和大汗腺。胸前部皮肤面积大,可用于颌面部创伤的修复选择。

浅筋膜内含皮神经、浅血管、淋巴管(图 2-3)和乳腺。

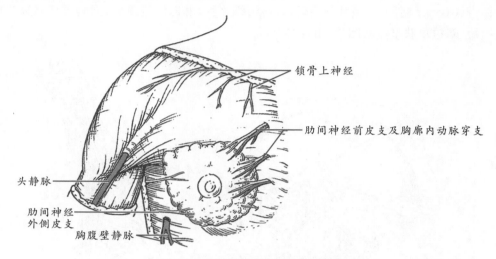

锁骨上神经

肋间神经前皮支及胸廓内动脉穿支

头静脉

肋间神经
外侧皮支

胸腹壁静脉

图 2-3　胸前壁浅层血管和皮神经

1. 皮神经

颈丛的锁骨上神经 2～4 支分布于胸前区上部皮肤。第 2～7 肋间神经的外侧皮支与前皮支分别在腋前线与胸骨旁线穿至皮下。肋间神经的皮支呈节段性分布,有助于临床测定麻醉平面和脊髓损伤的节段判断。第 2 肋间神经的外侧皮支的后支比较粗大,向外侧横过腋区浅筋膜层,分布于臂内侧面的皮肤,称为肋间臂神经。

2. 浅动脉

胸廓内动脉的穿支穿出第 1～6 肋间隙前部分布于胸前区和女性乳房内侧部,伴行肋间神经前皮支。胸肩峰动脉、胸外侧动脉发出的皮支和肋间后动脉的外侧皮支等分布于胸前区和女性乳房的外侧部以及腋区。

3. 浅静脉

胸腹壁静脉起于脐周静脉网,沿胸腹壁侧方上行,延为胸外侧静脉,注入腋静脉。肝门静脉高压时,此静脉可扩张。另有与穿支动脉伴行的浅静脉。

4. 浅淋巴管

浅淋巴管伴浅血管注入腋淋巴结以及胸骨旁淋巴结。

二、乳房

乳房(mamma)(图 2-4)左右成对,位于胸大肌表面。男性及小儿乳房不发达。女性青春期发育后乳房上下范围在第 2～6 肋之间，内、外侧在胸骨旁线至腋中线。乳房由乳腺和脂肪组织及其表面的皮肤构成。中央的突起为乳头，位于第 4 肋间隙或第 5 肋；乳头表面可见十余个输乳孔，乳头周围的褐色区称为乳晕。乳腺由结缔组织分隔为 15～20 个呈放射状排列的乳腺叶构成，每叶有一根输乳管，近乳头处膨大成输乳管窦，末端开口于乳头。乳房脓肿切开引流时应注意选择放射状切口，以免损伤输乳管。乳房的脂肪组织包裹乳腺并分隔腺叶。在脂肪中有许多纤维束，由乳腺叶向浅部连于皮肤，向深部连于胸肌筋膜，称为乳房悬韧带（Cooper 韧带）。患乳腺癌时，乳房组织水肿，淋巴回流障碍，同时乳房悬韧带因受侵而缩短，牵拉皮肤呈点状凹陷，出现"橘皮征"。

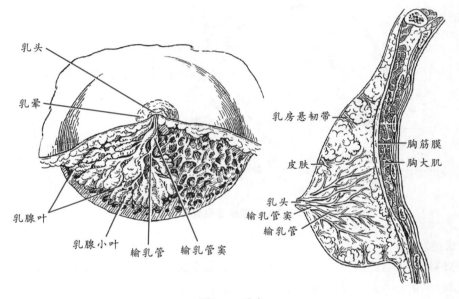

图 2-4　乳房

　　乳房的淋巴回流（图 2-5）对乳腺癌的诊治甚为重要。乳房大部分淋巴汇入腋淋巴结，引流方向主要有：① 外侧部和中央部的淋巴管主要汇入腋淋巴结前群即胸肌淋巴结。② 上部的淋巴管汇入腋淋巴结尖群，途中可汇入胸肌间淋巴结和锁骨下淋巴结。③ 内侧部的一部分汇入胸骨旁淋巴结，另一部分与对侧乳房的淋巴管相吻合。④ 下内侧部的淋巴管与腹壁及膈、肝的淋巴管吻合。⑤ 深部的淋巴管注入胸肌间淋巴结。

三、深筋膜

　　胸部深筋膜（图 2-6）有浅、深两层。浅层覆盖胸大肌和前锯肌表面，深层位于胸大肌深侧，在胸大肌下缘与浅层筋膜融合，并与腋筋膜相延续。深层筋膜还包裹胸小肌和锁骨下肌，并张于该二肌与喙突之间形成锁胸筋膜。

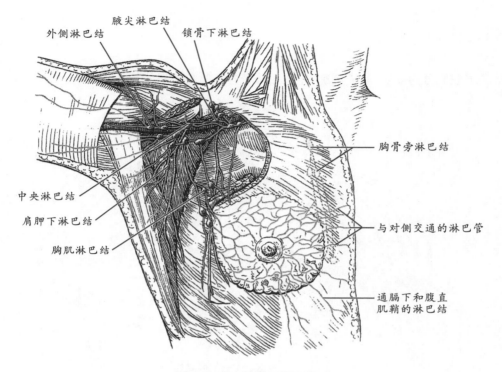

图 2-5 乳房的淋巴结回流

39

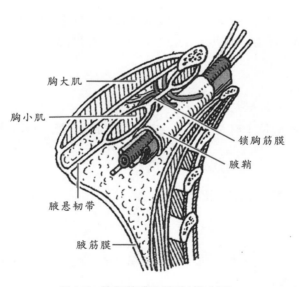

图 2-6 胸深筋膜和腋鞘(模式图)

四、肌层

胸上肢肌分为 3 层,起于胸廓,止于上肢带骨与肱骨上端(图 2-7)。

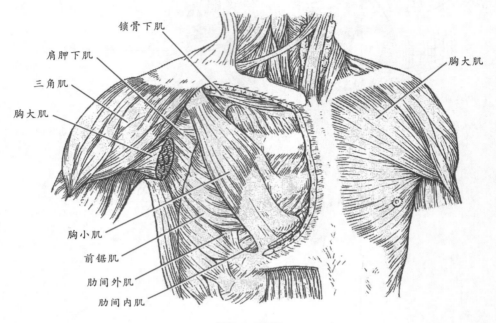

图 2-7　胸肌

第 1 层为胸大肌(pectoralis major),贴于胸廓前面,扁阔且强厚;第 2 层为胸小肌(pectoralis minor)与锁骨下肌;第 3 层为前锯肌(serratus anterior),若此肌瘫痪,可出现"翼状肩"。

五、腋窝

腋窝(axillary fossa)位于肩关节下方,在臂上部与胸侧壁之间,大致呈四棱锥体形。

(一) 腋窝的构成

腋窝(图 2-8)由 4 壁、1 尖、1 底围成。

1. 4 壁

(1) 前壁

前壁由胸大肌、胸小肌、锁骨下肌与锁胸筋膜构成。胸内、外侧神经和胸肩峰血管、头静脉和淋巴管穿经锁胸筋膜。

(2) 后壁

后壁由肩胛下肌和大圆肌组成。肩胛下肌起于肩胛骨前面,纤维向外侧止于肱骨小结节。大圆肌在肩胛下肌的下方,起于肩胛骨下角背面,向外上与背阔肌腱共同止于肱骨小结节嵴。两肌与肱骨共同夹成一隙,起于肩胛骨盂下结节的肱三头肌长头在大圆肌后方下行,将此隙分成两半。外侧半为四边孔,有旋肱后血管和腋神经通过;内侧半为三边孔,有旋肩胛血管通过(图2-9)。

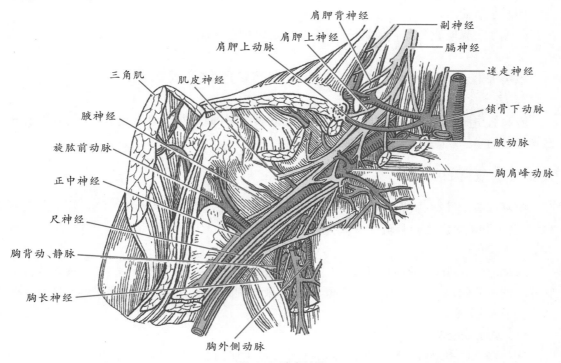

图2-8 腋窝结构

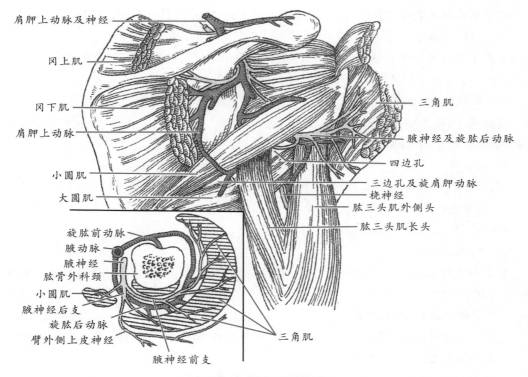

图2-9 三角肌区和肩胛区

41

（3）内侧壁

内侧壁由前锯肌、上 4 位肋骨及其肋间肌构成。

（4）外侧壁

外侧壁由喙肱肌和肱二头肌长、短头以及肱骨的结节间沟构成。

2. 尖

腋窝尖上连颈根，由锁骨中 1/3、肩胛骨上缘及第 1 肋外缘围成。

3. 底

腋窝底由腋筋膜、浅筋膜和皮肤封闭。腋筋膜中央部较薄弱，且有皮神经、浅血管及淋巴管穿过而呈筛状，故称为筛状筋膜。

（二）腋窝的内容

腋窝内有腋动脉、腋静脉，臂丛 3 个束和腋淋巴结，腋血管和臂丛共同包有腋鞘。在腋血管、臂丛和腋淋巴结间有疏松结缔组织充填。

1. 腋动脉

腋动脉（axillary artery）全程以胸小肌为标志分为上、中、下 3 段（图 2-8）。腋动脉行于腋静脉的后外侧；臂丛神经初在其外侧，继分 3 束包围腋动脉。腋动脉的分支营养腋窝 4 壁及肩关节等，主要有：

（1）胸肩峰动脉

胸肩峰动脉发自腋动脉上段，穿锁胸筋膜至胸大肌、胸小肌、三角肌与肩峰等处。

（2）胸外侧动脉

胸外侧动脉发自腋动脉中段，于前锯肌表面下行，营养该肌及女性乳房等。

（3）肩胛下动脉

肩胛下动脉发自腋动脉下段，除分支至肩胛下肌外，终端分为两支，营养背阔肌的胸背动脉，穿三边孔分布于肩胛骨背侧的旋肩胛动脉。

（4）旋肱前、后动脉

旋肱前、后动脉均发自腋动脉下段，旋肱后动脉向后穿四边孔，前、后两动脉分别绕肱骨外科颈的前、后走向外侧并相吻合，分布于三角肌与肩关节（图 2-8、图 2-9）。

2. 腋静脉

腋静脉（axillary vein）行经腋动脉的前内侧。其属支与腋动脉分支同名、伴行（图 2-8）。

3. 腋淋巴结

腋淋巴结（axillary lymph nodes）有 15～20 个，分为 5 群（图 2-5）。

（1）胸肌淋巴结（前群）

胸肌淋巴结（前群）在胸小肌下缘，沿胸外侧血管排列，主要收纳胸前外侧壁和乳房外侧、中央部的淋巴。

（2）肩胛下淋巴结（后群）

肩胛下淋巴结（后群）在腋窝后壁沿肩胛下血管排列，收纳肩胛区、胸后壁和背部的淋巴。

（3）外侧淋巴结（外侧群）

外侧淋巴结（外侧群）在腋窝外侧壁沿腋静脉下段排列，收集上肢的淋巴。

（4）中央淋巴结（中央群）

中央淋巴结（中央群）在腋窝底脂肪组织内，收集上述 3 群的淋巴，输出淋巴管注入腋尖淋巴结。

（5）尖淋巴结（尖群）

尖淋巴结（尖群）沿腋静脉上段排列，收纳中央淋巴结的输出淋巴管、其他各群淋巴结的输出管及乳房上部的淋巴管等。腋尖淋巴结的输出管汇为锁骨下干，上延于颈根注入淋巴导管。

4. 臂丛

臂丛(brachial plexus)由第 5～8 颈神经前支及第 1 胸神经前支的大部分组成（图 2-8）。5 条神经根合成上、中、下 3 干，每干各分前、后股，上、中干的前股合成外侧束；下干的前股延续为内侧束；3 个后股合成后束。由颈根进入腋窝从三面包绕腋动脉。臂丛分支主要有：

（1）胸长神经

胸长神经在颈根部由臂丛根发出，沿胸廓侧方前锯肌表面下降，支配该肌。

（2）胸内、外侧神经

胸内、外侧神经分别发自内、外侧束，支配胸大肌、胸小肌。

（3）肌皮神经

肌皮神经发自外侧束，向外下，斜穿喙肱肌入臂前区，延续为前臂外侧皮神经。

（4）正中神经

正中神经由分别发自内、外侧束的两个根在腋动脉前合成。

（5）尺神经

尺神经发自内侧束，沿腋动脉内侧下行。

（6）臂内侧皮神经和前臂内侧皮神经

臂内侧皮神经和前臂内侧皮神经均发自臂丛内侧束，两者均较细。

（7）桡神经

桡神经起于后束，在腋动脉后方下行，入肱骨肌管前发臂后皮神经绕至臂后。

（8）腋神经

腋神经发自后束，伴旋肱后动脉穿四边孔，绕肱骨外科颈支配三角肌、小圆肌，并发臂外侧上皮神经分布到臂外侧上部皮肤（图 2-8、图 2-9）。

（9）肩胛下神经

肩胛下神经发自后束，常见上、下两支，支配肩胛下肌与大圆肌。

（10）胸背神经

胸背神经发自后束，支配背阔肌。

5. 腋鞘

腋鞘(axillary sheath)由椎前筋膜延续至腋窝包绕腋动、静脉和臂丛形成的筋膜鞘（图 2-6）。进行锁骨下臂丛阻滞麻醉时需将药液注入此鞘内。

第三节 臂 前 区

一、浅层结构

臂前区的皮肤较薄,浅筋膜薄而疏松。臂前区外侧份皮肤由臂外侧上皮神经和臂外侧下皮神经分布;内侧份上、下部皮肤由肋间臂神经(第2肋间神经外侧皮支)及臂内侧皮神经分布。于肱二头肌内侧沟的下半,有贵要静脉在臂中部穿深筋膜,汇入肱静脉或上行注入腋静脉,前臂内侧皮神经与其伴行。在肱二头肌外侧沟内有头静脉上行,经三角肌胸大肌间沟,穿锁胸筋膜注入腋静脉。前臂外侧皮神经从肱二头肌外侧沟下部浅出。

二、深筋膜

臂筋膜向上与三角肌筋膜及胸、腋筋膜移行,向下与前臂筋膜移行,包围臂肌。臂筋膜向前、后两肌群间发出臂内、外侧肌间隔附于肱骨两侧,与肱骨共同构成臂前、后骨筋膜鞘(图2-10)。前鞘内含有臂前群肌、肱血管、正中神经、桡神经以及尺神经的上段。

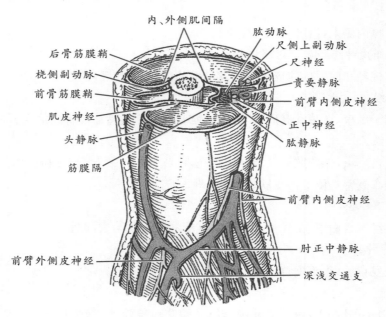

图2-10 臂部骨筋膜鞘

三、肌层

臂前群肌(图2-11)浅层为肱二头肌,深层有二肌,为喙肱肌和肱肌。前群肌主司屈肩、屈肘。

四、深部血管、神经

肱动脉、肱静脉、正中神经、尺神经上段及桡神经始部在肱二头肌内侧沟组成血管神经束。另有肌皮神经自腋窝斜入前群肌间。

1. 肱动脉

肱动脉（brachial artery）在大圆肌下缘处续自腋动脉，伴正中神经沿肱二头肌内侧沟下行入肘窝。肱动脉除发出肌支营养臂前群肌外，其上段发出肱深动脉，伴桡神经转向臂后区，在臂中部或稍下方发出尺侧上副动脉，伴尺神经至肘后，在肱骨内上髁上方发出尺侧下副动脉。肱动脉上段位于肱骨内侧，中段在其前内侧，下段转至骨的前方。故临床上给肱动脉破裂患者压迫止血时，应注意各段压向肱骨的方向。

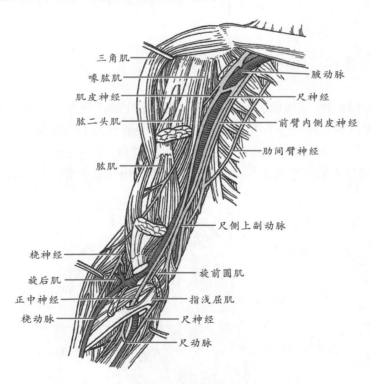

三角肌
喙肱肌
肌皮神经
肱二头肌
肱肌
腋动脉
尺神经
前臂内侧皮神经
肋间臂神经
尺侧上副动脉
桡神经
旋后肌
正中神经
桡动脉
旋前圆肌
指浅屈肌
尺神经
尺动脉

图 2-11　臂前区深层

2. 肱静脉

肱静脉（brachial vein）有两条伴行于肱动脉两侧，接受与肱动脉各分支同名的静脉血液，有时接受贵要静脉汇入，也可见贵要静脉与肱静脉伴行汇合成腋静脉。

3. 正中神经

正中神经（median nerve）自腋窝向下，伴肱动脉行于肱二头肌内侧沟中，初在动脉外侧，于臂中段跨过动脉前方，继循动脉内侧至肘窝。

4. 尺神经

尺神经（ulnar nerve）在臂上部位于肱动脉内侧，至臂中部时离开肱动脉向内侧与尺侧上副动脉伴行,穿内侧肌间隔至臂后区。

5. 桡神经

桡神经(radial nerve)在臂上部位于肱动脉后方,然后伴肱深动脉转入臂后区,行走在肱骨肌管内。在背阔肌下缘处发出臂后皮神经。

6. 肌皮神经

肌皮神经(musculocutaneous nerve)发自臂丛外侧束,穿喙肱肌,经肱二头肌与肱肌之间下行,至肘关节上方肱二头肌外侧沟下部浅出,移行为前臂外侧皮神经。肌皮神经在臂前区分支支配臂肌前群。

第四节 肘 前 区

一、浅层结构

肘前皮肤薄而柔软,浅筋膜疏松。头静脉与前臂外侧皮神经行于肱二头肌腱的外侧。贵要静脉与前臂内侧皮神经行于该腱的内侧。肘正中静脉一般从头静脉斜向上内侧,连于贵要静脉,吻合呈"N"形;或接受前臂正中静脉,呈"Y"形,分别连于头静脉和贵要静脉(图2-12)。肘正中静脉常有一交通支与肘部深静脉相连。由于这些静脉粗大、浅表、比较恒定,

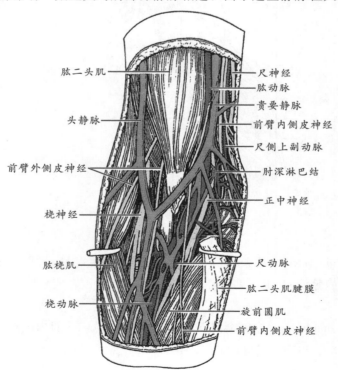

图 2-12　肘区浅层结构

是临床上做静脉穿刺及导管插入的常用部位。

肘浅淋巴结位于肱骨内上髁上方,在贵要静脉附近,又名滑车上淋巴结,收纳手与前臂尺侧半的浅淋巴管,其输出管注入腋淋巴结。

二、深筋膜

肘前筋膜上接臂筋膜,下续前臂筋膜,肱二头肌腱膜由肘前向下内加入前臂筋膜。

三、肘窝

肘窝(cubital fossa)在肘关节前,深筋膜下,为一尖向下的三角形筋膜间隙(图 2-12、图 2-13)。窝上界为肱骨内、外上髁的连线;外侧界为肱桡肌;内侧界为旋前圆肌;底为肱肌、旋后肌和肘关节囊;前壁为肘前深筋膜及肱二头肌腱膜。窝内有脂肪组织填充并有肱二头肌腱、血管和神经。以肱二头肌腱为中心,在其外侧,于肱肌和肱桡肌之间有桡神经,由其发支支配肱桡肌,并在平肱骨外上髁处分为浅、深两支,浅支进入前臂前区,深支穿旋后肌至前臂后区。在腱的内侧依次有肱动脉(此处可触及搏动,是测量血压的听诊部位)、肱静脉和正中神经。肱动脉在两条伴行静脉之间,平桡骨颈处分为桡动脉和尺动脉进入前臂,在动脉分叉处有肘深淋巴结。桡动脉、尺动脉在窝内均发出返动脉参与肘关节动脉网的构成。正中神经越过尺动脉前方,穿旋前圆肌进入前臂深、浅屈肌之间。

四、肘关节动脉网

肘关节动脉网分布于肘关节周围,由肱动脉发出的尺侧上、下副动脉,肱深动脉发出的中副动脉和桡侧副动脉,桡动脉发出的桡侧返动脉,尺动脉发出的尺侧返动脉和骨间后动脉发出的骨间返动脉等相互吻合而成。

第五节 前 臂 前 区

一、浅层结构

前臂前区的皮肤较薄,移动性较大。浅筋膜中,尺侧有贵要静脉及其属支和前臂内侧皮神经;桡侧有头静脉及其属支和前臂外侧皮神经;正中神经和尺神经的掌支均在前臂前区远端浅出深筋膜。若有前臂正中静脉,则在浅筋膜内沿前臂中线上行至肘前区,连于头静脉和贵要静脉。

二、深筋膜

前臂深筋膜薄而柔韧,近肘部内侧份与肱二头肌腱膜结合,在腕前增厚形成屈肌支持带。前臂深筋膜伸入前、后群肌之间,分别附着于尺骨和桡骨,形成内、外侧肌间隔,与前臂骨间膜一起构成前臂前、后骨筋膜鞘(图 2-10)。前鞘内含有前臂前群肌,桡、尺血管神经束,骨间前血管神经束和正中神经等结构。在前臂前骨筋膜鞘远侧 1/4 深部,即在拇长屈肌和指深屈肌与旋前方肌间,充填有较多疏松结缔组织,称前臂屈肌后间隙,下经腕管与掌中间隙连通。当前臂远端或手掌间隙感染时,炎症可经此间隙互相蔓延。

三、肌层

前臂前群肌共有 9 块,分 4 层排列。第 1 层 5 块,桡侧 1 块为肱桡肌,尺侧 4 块,由桡侧向尺侧依次为旋前圆肌、桡侧腕屈肌、掌长肌和尺侧腕屈肌;第 2 层 1 块,为指浅屈肌;第 3 层 2 块,桡侧为拇长屈肌,尺侧为指深屈肌;第 4 层 1 块,为旋前方肌。前群各肌主屈肘、腕、掌指、指骨间各关节,旋前肌并使前臂旋前。其中,掌长肌肌腹很短,肌腱细长,临床上可取其做肌腱移植使用。

四、深部血管、神经

前臂前区(图 2-13)的血管、神经按行程形成 4 个血管神经束。

1. 桡血管神经束

桡血管神经束由桡动脉、桡静脉和桡神经浅支组成。

桡动脉(radial artery)平桡骨颈由肱动脉分出,有两条桡静脉伴行,在前臂上 1/3 段行于肱桡肌与旋前圆肌之间,在前臂下 2/3 段行于肱桡肌与桡侧腕屈肌之间,至下端绕桡骨茎突转向手背。在前臂下段,桡动脉浅居肱桡肌腱与桡侧腕屈肌腱之间,是触摸脉搏的常用部位。桡动脉起始部发有桡侧返动脉,加入肘关节动脉网。桡动脉在前臂下端发掌浅支至手掌。

桡神经浅支(superficial branch of radial nerve)初在桡动脉外侧下行,至前臂中、下 1/3 交界处经肱桡肌腱的深侧,转至前臂后区。

2. 尺血管神经束

尺血管神经束由尺动脉、尺静脉和尺神经组成。

尺动脉(ulnar artery)为肱动脉的直接延续,由两条尺静脉伴行,穿经旋前圆肌深侧,继伴尺神经下行于指浅屈肌和尺侧腕屈肌之间,经屈肌支持带浅、深部间沿豌豆骨桡侧入手掌。尺动脉始部发有尺侧返动脉和骨间总动脉,前者参与构成肘关节动脉网,后者分为骨间前、后动脉,分别行于前臂骨间膜前后。

尺神经自尺神经沟下行穿尺侧腕屈肌入前臂前区,伴尺动脉内侧下行,至豌豆骨桡侧缘分为浅、深两支。尺神经在前臂分支支配尺侧腕屈肌和指深屈肌尺侧半,在桡腕关节上方约

5 cm 处分出手背支,经尺侧腕屈肌深侧入手背。

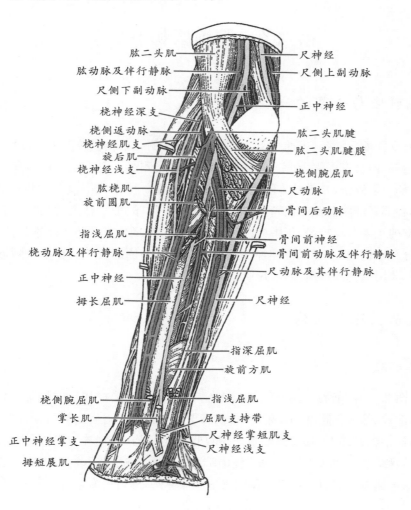

左侧标注(从上到下):
肱二头肌
肱动脉及伴行静脉
尺侧下副动脉
桡神经深支
桡侧返动脉
桡神经肌支
旋后肌
桡神经浅支
肱桡肌
旋前圆肌
指浅屈肌
桡动脉及伴行静脉
正中神经
拇长屈肌
桡侧腕屈肌
掌长肌
正中神经掌支
拇短展肌

右侧标注(从上到下):
尺神经
尺侧上副动脉
正中神经
肱二头肌腱
肱二头肌腱膜
桡侧腕屈肌
尺动脉
骨间后动脉
骨间前神经
骨间前动脉及伴行静脉
尺动脉及其伴行静脉
尺神经
指深屈肌
旋前方肌
指浅屈肌
屈肌支持带
尺神经掌短肌支
尺神经浅支

图 2-13　前臂前区深层结构

3. 正中神经血管束

正中神经血管束由正中神经及其伴行血管组成。

正中神经经肘窝向下穿旋前圆肌,行于指浅、深屈肌之间,经腕管入手掌。正中神经在前臂发有肌支和骨间前神经,肌支支配旋前圆肌、桡侧腕屈肌、掌长肌和指浅屈肌。正中动脉(median artery)来自骨间前动脉,较细小,与同名静脉一起伴正中神经下行。

4. 骨间前血管神经束

骨间前血管神经束由骨间前神经与骨间前动脉及其伴行的同名静脉组成。此血管神经束沿前臂骨间膜前面下降,分布于指深屈肌桡侧半、拇长屈肌和旋前方肌。

第六节　腕前区和手掌

一、腕前区与手掌的浅层结构

腕前区的皮肤薄而松弛,表面可见近侧、中部和远侧 3 条腕横纹。手掌皮肤厚而紧张,无毛囊和皮脂腺,但富有汗腺,有鱼际纹、掌中纹和掌远侧纹。浅筋膜在鱼际和小鱼际处较薄,但在掌心部非常致密,并借纤维隔将皮肤连于掌腱膜。手掌皮下浅静脉和浅淋巴管各自形成细网,掌心部者经腕前流向前臂,两侧部者流向手背,故手掌感染时往往引起手背明显肿胀。手掌皮神经来自尺神经、正中神经和桡神经。尺神经掌支分布于手掌尺侧 1/3 部,正中神经掌支分布于桡侧 2/3 部,桡神经浅支分布于鱼际外侧部皮肤。在小鱼际近侧部的浅筋膜内还有一薄层退化的皮肌,即掌短肌。

二、腕前区深层结构

(一) 深筋膜

腕前区(图 2-14)深筋膜与前臂深筋膜连续,在腕前增厚形成屈肌支持带。屈肌支持带分为浅、深两部:浅部又称腕掌侧韧带,覆被前臂前群肌腱及尺血管、神经;深部厚而强韧,又称腕横韧带,横架腕骨沟上,其尺侧端附于豌豆骨和钩骨钩;桡侧端分浅、深两层,附于舟骨结节与大多角骨结节。屈肌支持带深部桡侧端两层围成腕桡侧管,通行桡侧腕屈肌腱。屈肌支持带深部尺侧端与屈肌支持带浅部间围成腕尺侧管,通行尺血管、神经。

(二) 腕管

屈肌支持带深部和腕骨沟共同围成腕管,管内有指浅、深屈肌腱及屈肌总腱鞘,拇长屈肌及其腱鞘和正中神经通过。

在腕前区和手掌部,指浅、深屈肌腱被一屈肌总腱鞘(又称尺侧囊)包裹;拇长屈肌腱被拇长屈肌腱鞘(又称桡侧囊)包裹。两个腱鞘分别超屈肌支持带上、下各 2.5 cm,屈肌总腱鞘与小指的指腱鞘连通,拇长屈肌腱鞘延续拇指的指腱鞘(图 2-15)。

三、手掌深层结构

(一) 深筋膜

手掌的深筋膜分为浅、深两层。浅层(图 2-16)在鱼际和小鱼际处较薄,分别称为鱼际筋膜和小鱼际筋膜;掌心部有掌长肌腱纤维融合增厚,称为掌腱膜。掌腱膜呈尖端朝向近侧的

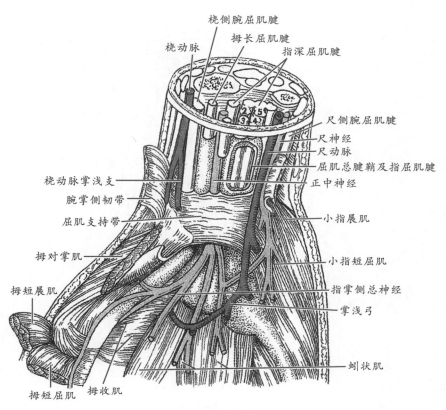

桡侧腕屈肌腱
拇长屈肌腱
桡动脉
指深屈肌腱
尺侧腕屈肌腱
尺神经
尺动脉
屈肌总腱鞘及指屈肌腱
正中神经
小指展肌
桡动脉掌浅支
腕掌侧韧带
屈肌支持带
拇对掌肌
小指短屈肌
指掌侧总神经
掌浅弓
拇短展肌
蚓状肌
拇短屈肌 拇收肌

图 2-14 腕前区深层结构

51

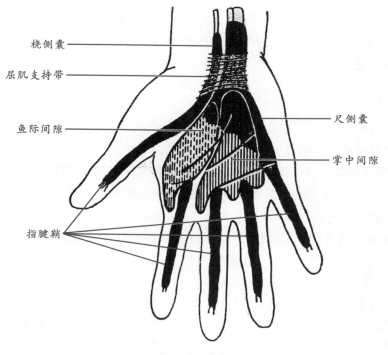

桡侧囊
屈肌支持带
鱼际间隙
尺侧囊
掌中间隙
指腱鞘

图 2-15 手掌腱鞘及筋膜间隙示意图

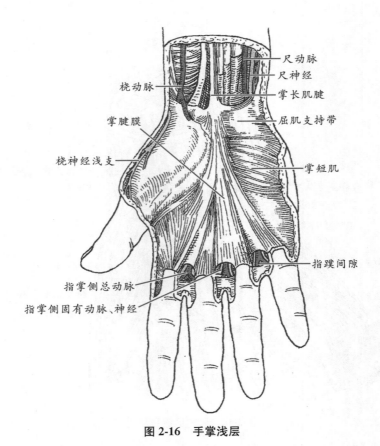

尺动脉
尺神经
桡动脉
掌长肌腱
掌腱膜
屈肌支持带
桡神经浅支
掌短肌
指蹼间隙
指掌侧总动脉
指掌侧固有动脉、神经

图 2-16　手掌浅层

三角形,分为纵行和横行两种纤维,纵行纤维近侧连于掌长肌腱,远侧分成 4 束,至第 2～5 指,续于手指腱纤维鞘。手掌深筋膜的深层覆于骨间肌前面,称为骨间掌侧筋膜,向桡侧覆盖在拇收肌表面的又称拇收肌筋膜。

(二) 骨筋膜鞘与筋膜间隙

1. 骨筋膜鞘

自掌腱膜外侧缘发出掌外侧肌间隔,伸入深部附着于第 1 掌骨,自掌腱膜内侧缘发出掌内侧肌间隔,伸入深部附着于第 5 掌骨,二者与鱼际筋膜、小鱼际筋膜和掌腱膜共同围成外侧、内侧和中间 3 个骨筋膜鞘。外侧鞘又称鱼际鞘,含鱼际肌(拇收肌除外)、拇长屈肌腱及其腱鞘以及至拇指的血管、神经等。内侧鞘又称小鱼际鞘,含小鱼际肌以及至小指的血管、神经等。中间鞘含指浅、深屈肌腱及屈肌总腱鞘、蚓状肌、掌浅弓、血管和神经等(图 2-16、图 2-17)。

2. 筋膜间隙

筋膜间隙在掌中间鞘的深部,指屈肌腱及其总腱鞘和骨间掌侧筋膜之间,有疏松结缔组织充填。此处被一自掌腱膜桡侧缘发出附于第 3 掌骨的掌中隔分隔,形成内侧的掌中间隙和外侧的鱼际间隙两部。掌中间隙远侧沿第 2～4 蚓状肌鞘通指背,近侧端经腕管通前臂屈肌后间隙。鱼际间隙远侧沿第 1 蚓状肌鞘通示指背侧,近侧端是盲端(图 2-16、图 2-17)。

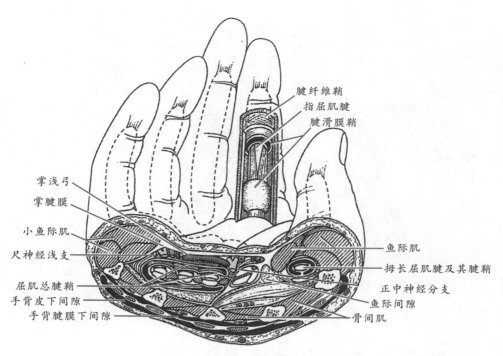

图 2-17　手部骨筋膜鞘及其内容

上图标注（从左上至右下）：
腱纤维鞘　指屈肌腱　腱滑膜鞘　掌浅弓　掌腱膜　小鱼际肌　尺神经浅支　屈肌总腱鞘　手背皮下间隙　手背腱膜下间隙　鱼际肌　拇长屈肌腱及其腱鞘　正中神经分支　鱼际间隙　骨间肌

（三）手肌

手掌肌分为 3 群：① 外侧群为鱼际肌，浅层外侧是拇短展肌，内侧是拇短屈肌；深层外侧是拇对掌肌，内侧是拇收肌。② 内侧群为小鱼际肌，浅层内侧是小指展肌，外侧是小指短屈肌，深层为小指对掌肌。③ 中间群有 4 条蚓状肌和 7 块骨间掌、背侧肌。

（四）血管和神经

在掌腱膜与指屈肌腱和屈肌总腱鞘以及蚓状肌之间，有掌浅弓及指掌侧总血管、神经。在骨间掌侧筋膜与骨间掌侧肌之间有掌深弓与尺神经的深支。

1. 掌浅弓及其分支

尺动脉至豌豆骨桡侧稍下方分出掌深支后，其终支在掌腱膜的深侧与桡动脉的掌浅支吻合成掌浅弓。从弓的凸侧发出 1 条小指尺掌侧固有动脉，分布于小指尺侧缘；再发出 3 条指掌侧总动脉，下行于第 2～4 蚓状肌浅面，在近掌指关节处各分为 2 条指掌侧固有动脉，分布于 2～5 指相邻两指的相对缘（图 2-18）。

2. 尺神经终支

尺神经穿腕尺侧管时，在穿腕尺侧管处豌豆骨桡侧分为浅、深 2 支。尺神经深支伴尺动脉的掌深支，穿小鱼际肌，进入手掌深部，分布于小鱼际诸肌，第 3、4 蚓状肌，骨间掌侧肌，骨间背侧肌，拇收肌；损伤后，表现为"爪形手"。尺神经浅支在尺动脉内侧下行，发支至掌短肌，并在其深面分为 1 条小指尺掌侧固有神经和 1 条指掌侧总神经，后者又分为 2 条指掌固有神经，分布于尺侧 1 个半手指掌面的皮肤。

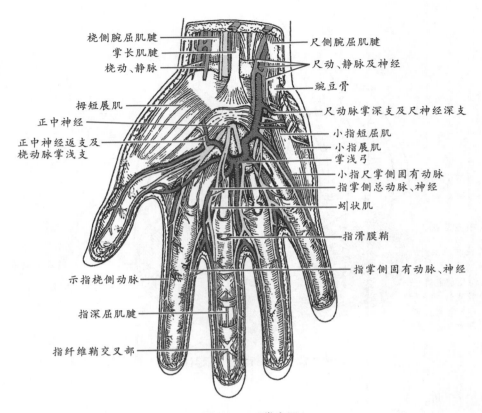

桡侧腕屈肌腱
掌长肌腱
桡动、静脉
拇短展肌
正中神经
正中神经返支及
桡动脉掌浅支
示指桡侧动脉
指深屈肌腱
指纤维鞘交叉部

尺侧腕屈肌腱
尺动、静脉及神经
豌豆骨
尺动脉掌深支及尺神经深支
小指短屈肌
小指展肌
掌浅弓
小指尺掌侧固有动脉
指掌侧总动脉、神经
蚓状肌
指滑膜鞘
指掌侧固有动脉、神经

图 2-18　手掌中层

3. 正中神经终支

正中神经经腕管入手掌分为 3 条指掌侧总神经。第 1 指掌侧总神经先发出一返支,支配除拇收肌外的鱼际肌,然后分为 3 条指掌侧固有神经,第 2、3 指掌侧总神经各分为 2 条指掌侧固有神经,共 7 条指掌侧固有神经分布于桡侧 3 个半手指掌侧皮肤及其中、远节指背皮肤,并发支支配第 1、2 蚓状肌。

4. 掌深弓

掌深弓位于掌骨、骨间肌与骨间掌侧筋膜之间,由桡动脉终支和尺动脉掌深支吻合而成,由同名静脉及尺神经深支伴行。掌深弓的凸侧发出 3 条掌心动脉,各沿掌骨间掌侧肌下行至掌指关节处与相应的指掌侧总动脉吻合。掌心动脉发支至骨间肌、蚓状肌和掌骨(图 2-19)。

四、手指掌侧区结构

(一)皮肤和浅筋膜层

1. 皮肤

手指掌侧面皮肤较厚,富有汗腺,无皮脂腺。在掌指关节和指间关节处共形成 3 条横纹(拇指有 2 条),称为指掌侧横纹。手指远节掌侧面皮肤内的神经末梢特别丰富,感觉灵敏。

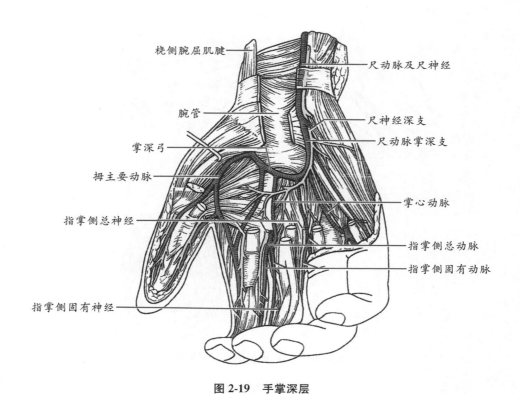

桡侧腕屈肌腱

腕管

掌深弓

拇主要动脉

指掌侧总神经

指掌侧固有神经

尺动脉及尺神经

尺神经深支

尺动脉掌深支

掌心动脉

指掌侧总动脉

指掌侧固有动脉

图 2-19　手掌深层

2. 浅筋膜

手指掌面浅筋膜内的脂肪组织聚成小球状,有许多纤维隔介于其间。纤维隔将皮肤连于指腱鞘,此处受伤感染常导致腱鞘炎。

3. 血管、神经

每一根手指均有 2 条指掌侧固有血管、神经,分别行于各指掌面的两侧。指掌侧固有神经除分布于相应各指掌侧的皮肤和深层结构外,还分支分布于中、远节指背面的皮肤。

(二) 深层结构

1. 指浅、深屈肌腱

拇指仅有 1 条屈肌腱,其余各指均有浅、深 2 条屈肌腱,行于各指腱鞘内。在近节指骨处,指浅屈肌腱位于指深屈肌腱的掌侧,并分成两股附着于中节指骨底两侧缘,其中间形成腱裂孔,容纳指深屈肌腱通过,止于远节指骨底。浅屈肌腱主屈近侧指骨间关节,深屈肌腱可屈远、近侧指骨间关节,两腱可协同动作(图 2-20)。

2. 指腱鞘

指腱鞘包绕指浅、深屈肌腱,每指均有 1 指腱鞘,由腱纤维鞘和腱滑膜鞘两部分构成。滑膜鞘分脏、壁 2 层,以腱纽(腱系膜)相连,通行血管、神经。拇指和小指的腱滑膜鞘分别与桡、尺侧囊相通连,感染时可互相蔓延。

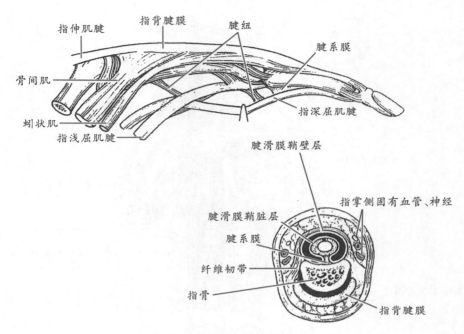

图 2-20　指浅、深屈肌腱和指腱鞘

第七节　三角肌区与肩胛区

一、浅层结构

本区皮肤较厚,浅筋膜较致密,浅静脉不发达。三角肌区的浅淋巴管注入腋淋巴结。肩胛区浅淋巴管部分注入腋淋巴结后群,部分注入颈外侧下深淋巴结。肩胛区的皮神经是上位胸神经后支的皮支;三角肌区上部皮肤由颈丛的锁骨上神经,下部由腋神经分出的臂外侧上皮神经分布。

二、深筋膜

包被三角肌的深筋膜不发达,有纤维隔伸入肌束间;覆盖冈上肌、冈下肌和小圆肌的深筋膜致密发达,肩胛冈下部筋膜深面有肌附着,呈腱质性。

三、肌层

三角肌区及肩胛区有 6 块上肢带肌(图 2-9、图 2-21)配布于肩关节周围。三角肌从前、后、外侧三面包绕肩关节,由腋神经支配。

冈上肌、冈下肌、小圆肌、大圆肌和肩胛下肌均起于肩胛骨,分别从上、后、前方跨过肩关节,止于肱骨上端。冈上肌、冈下肌、小圆肌和肩胛下肌的肌腱共同连成腱板,从上、后、前三面围绕肩关节,并与肩关节囊愈着,对肩关节起稳定作用,临床上称为肩袖(肌腱袖)。

在三角肌深面与肱骨大结节之间及冈上肌腱与肩峰之间,各有一滑膜囊存在,炎症粘连时可导致臂外展障碍。

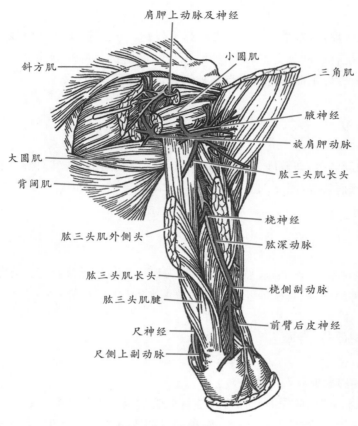

肩胛上动脉及神经
小圆肌
斜方肌
三角肌
腋神经
旋肩胛动脉
肱三头肌长头
大圆肌
背阔肌
桡神经
肱深动脉
肱三头肌外侧头
桡侧副动脉
肱三头肌长头
肱三头肌腱
前臂后皮神经
尺神经
尺侧上副动脉

图 2-21　臂后区深层

四、深部血管、神经

三角肌区及肩胛区的血管、神经(图 2-9、图 2-21)有:① 发自甲状颈干的肩胛上动脉达冈上窝,起自臂丛的肩胛上神经,由肩胛切迹入冈上窝,再绕肩胛颈至冈下窝,分布于冈上肌、冈下肌。② 发自锁骨下动脉的肩胛背动脉分支至冈下窝,起自臂丛的肩胛背神经沿肩胛骨上角和内侧缘下降,分布于肩胛提肌和菱形肌。③ 发自肩胛下动脉的旋肩胛动脉,经三边孔至冈下窝。④ 发自腋动脉的旋肱后动脉和臂丛的腋神经穿四边孔至三角肌深面,分布于三角肌、小圆肌等。

肩胛上动脉、肩胛背动脉及旋肩胛动脉的分支在肩胛骨背侧相互吻合构成肩胛动脉网。腋动脉受阻时,通过该网可建立侧支循环,维持上肢的血运。此区的静脉均与同名动脉伴行。

第八节 臂 后 区

一、浅层结构

臂后区皮肤较厚,浅筋膜较致密,浅静脉不发达。肘后皮肤厚而松弛,浅筋膜不发达。臂后区皮神经有桡神经的分支臂后皮神经;三角肌区下份及臂外侧面上份有发自腋神经的臂外侧上皮神经;臂外侧面下份有发自桡神经的臂外侧下皮神经。

二、深筋膜

臂后区深筋膜较厚,与臂内、外侧肌间隔以及肱骨共同围成臂后骨筋膜鞘,内含肱三头肌、桡神经及肱深血管等(图 2-24)。

三、肌层

肱三头肌(triceps brachii)起点的内、外侧头和长头与肱骨桡神经沟在肱骨后面形成肱骨肌管,又称桡神经管,内有桡神经及伴行的肱深血管(图 2-9、图 2-21)。

四、深部血管、神经

1. 桡神经和肱深血管

桡神经与肱深动脉、肱深静脉伴行穿肱骨肌管形成桡神经血管束(图 2-21),至臂中、下 1/3 交界处穿外侧肌间隔至肘窝外侧。桡神经发肌支支配肱三头肌,还发出臂外侧下皮神经和前臂后皮神经至相应区域的皮肤。肱骨中段骨折时,易伤及桡神经,从而导致"垂腕"等症状。肱深动脉在管内发支营养肱三头肌,其发出前支称为桡侧副动脉,伴桡神经穿外侧肌间隔至肘前区;发出后支称为中副动脉在臂后下行,均参与形成肘关节动脉网。

2. 尺神经和尺侧上副动脉

尺神经伴尺侧上副动脉,于臂中份以下穿内侧肌间隔并沿其后面下降,绕过尺神经沟,尺神经转入前臂前区,尺侧上副动脉加入肘关节动脉网。在肘后尺神经贴靠骨面,易于受损,可引起"爪形手"。

第九节　前臂后区

一、浅层结构

前臂后区皮肤较厚。浅筋膜内包含头静脉及贵要静脉的属支;皮神经由前臂内侧皮神经、发自肌皮神经的前臂外侧皮神经和发自桡神经的前臂后皮神经共同分布。

二、深筋膜

前臂后区的深筋膜较厚而坚韧,在腕背侧增厚形成伸肌支持带,约束伸肌腱。前臂后骨筋膜鞘由前臂后区深筋膜,前臂内、外侧肌间隔,桡、尺骨和前臂骨间膜共同围成,容纳前臂肌后群和骨间后血管神经束等(图 2-22)。

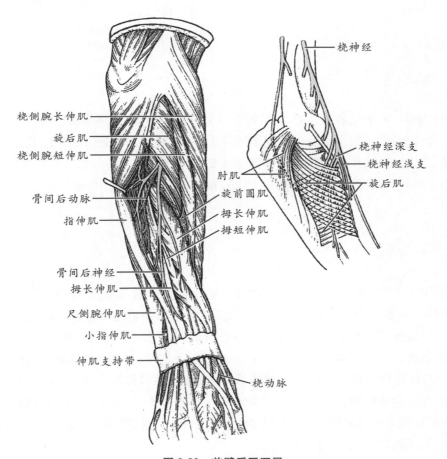

桡神经

桡侧腕长伸肌
旋后肌
桡侧腕短伸肌

桡神经深支
桡神经浅支

骨间后动脉
指伸肌

肘肌
旋前圆肌
拇长伸肌
拇短伸肌

旋后肌

骨间后神经
拇长伸肌
尺侧腕伸肌
小指伸肌
伸肌支持带

桡动脉

图 2-22　前臂后区深层

三、肌层

前臂后群肌分浅、深两层，每层 5 块肌（图 2-22）。浅层自桡侧向尺侧依次为桡侧腕长伸肌、桡侧腕短伸肌、指伸肌、小指伸肌和尺侧腕伸肌。深层肌近侧 1 块为旋后肌，在此肌远侧自桡侧起依次有拇长展肌、拇短伸肌、拇长伸肌和示指伸肌。

四、深部血管、神经

由骨间后动、静脉和神经组成骨间后血管神经束（图 2-22）。桡神经深支于桡骨颈外侧穿旋后肌至前臂后区，改称骨间后神经；骨间后动脉由骨间总动脉发出，穿骨间膜至前臂后区。两者伴行于浅、深两层肌间，分布于前臂后群肌。骨间后动脉上端发有骨间返动脉参与组成肘关节动脉网。

第十节　手背侧区

一、浅层结构

手背皮肤薄，有毛发和皮脂腺，富有弹性，移动性较大。浅筋膜薄而疏松。浅静脉丰富，吻合成手背静脉网，收集手指及手背浅、深部的静脉血，由此网的桡、尺侧分别引出头静脉和贵要静脉。手背的桡、尺侧半分别由桡神经浅支和尺神经手背支分布。它们各以 5 条指背神经分布于桡、尺侧各两个半指背的皮肤（2、3 指及 4 指桡侧半的中、远节背面由正中神经分支分布）。

二、深筋膜

深筋膜（图 2-17、图 2-23）在腕后区增厚形成伸肌支持带，又称腕背侧韧带，由其向深部发出 5 个纤维隔附于桡、尺骨远端背面，形成 6 个骨纤维性管道，通过前臂后群 9 条肌腱及其腱鞘。从桡侧向尺侧，依次通过各骨纤维性管的肌腱为：① 拇长展肌、拇短伸肌腱及腱鞘。② 桡侧腕长、短伸肌腱及腱鞘。③ 拇长伸肌腱及腱鞘。④ 指伸肌腱、示指伸肌腱及腱鞘。⑤ 小指伸肌腱及腱鞘。⑥ 尺侧腕伸肌腱及腱鞘。手背深筋膜分为两层，浅层与伸肌支持带延续，并与指伸肌腱结合形成手背腱膜；深层覆盖第 2～5 掌骨及骨间背侧肌的背面，称为骨间背侧筋膜。两层之间围成手背腱膜下间隙。在手背浅筋膜与手背腱膜之间围成手背皮下间隙，两间隙常有交通，感染时可互相蔓延。

三、指伸肌腱与指背腱膜

手背有扁薄的 4 条指伸肌腱,分别延至第 2～5 指背扩展成指背腱膜(腱帽),指背腱膜还接受蚓状肌与骨间肌腱纤维,止于中、远节指骨(图 2-20、图 2-23)。

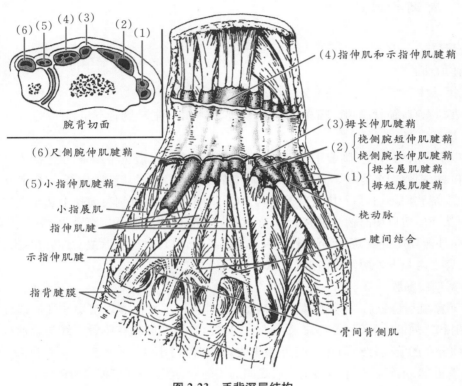

腕背切面

(6) 尺侧腕伸肌腱鞘
(5) 小指伸肌腱鞘
小指展肌
指伸肌腱
示指伸肌腱
指背腱膜

(4) 指伸肌和示指伸肌腱鞘
(3) 拇长伸肌腱鞘
(2) { 桡侧腕短伸肌腱鞘 / 桡侧腕长伸肌腱鞘 }
(1) { 拇长展肌腱鞘 / 拇短展肌腱鞘 }
桡动脉
腱间结合
骨间背侧肌

图 2-23　手背深层结构

四、深部血管

1. 桡动脉
桡动脉斜过解剖学"鼻烟壶",经拇长伸肌腱深面至第 1 掌骨间隙近侧部,穿至手掌。

2. 腕背网
腕背网位于腕骨背侧,由桡、尺动脉的腕背支,骨间前、后动脉的终支相互吻合而成,由腕背网发出掌背动脉,再分为指背动脉走向指背。

附录　上肢的解剖操作

一、解剖胸前区

1. 尸位

尸体取仰卧位。

2. 摸认体表标志

体表标志有:锁骨、肩峰、喙突、颈静脉切迹、胸骨角、剑突、胸骨下角和肋弓。

3. 切开皮肤

做以下皮肤切口:① 胸前正中切口,自颈静脉切迹中点沿正中线下切至剑突。② 胸部上界切口:沿锁骨至肩峰。③ 胸部下界切口:自剑突沿肋弓切至腋中线。④ 乳房环形切口:女尸围绕乳房环切,男尸围绕乳晕环切。⑤ 胸部斜切口:自剑突向外上切至乳房环形切口处,再从环形切口切向腋前襞的上部,在此折转沿臂内侧面向下切至臂上、中 1/3 交界处,再折转向外侧环切臂前、后面至臂外侧缘。从胸正中切口向外侧,保留女性乳房(男性乳头)于原位,将上内与下外两块皮瓣翻向外侧。

4. 解剖浅筋膜

① 观察乳房位置后,将其自胸大肌表面剥离,利用示教标本观察女性乳房以乳头为中心呈放射状排列的输乳管等结构。② 剖查皮神经:在各肋间约在胸骨旁线与腋前线处查找呈节段性分布的肋间神经前皮支与外侧皮支,并有伴行小动、静脉支。寻找 1～2 支即可。③ 找寻头静脉:上行于三角肌与胸大肌之间的头静脉,穿锁胸筋膜汇入腋静脉。

5. 解剖胸大肌、胸小肌

(1) 解剖胸大肌

清除胸大肌表面的浅、深筋膜,显露肌的境界及纤维方向。在清理胸大肌下缘时可见第 2 肋间神经的外侧皮支,即肋间臂神经。沿胸大肌锁骨起点下方、胸肋部起点外侧与腹部起点外上距起点 2 cm 处弧形切断胸大肌的起始部,注意保留腹直肌鞘,由下向外上方掀起该肌,露出胸小肌和锁胸筋膜。在锁胸筋膜与胸小肌表面及其下缘有胸内、外侧神经及胸肩峰血管的分支穿出至胸大肌。观察这些血管、神经,在接近胸大肌处切断,将胸大肌翻向外侧。

(2) 解剖胸小肌

观察胸小肌的形态和起止点,于近起点处切断,翻向外上方,并观察进入此肌深面的血管、神经。

二、解剖腋窝

1. 解剖腋窝外侧壁

上肢外展,充分暴露腋窝,循腋血管清除筋膜结缔组织与外侧淋巴结,显露腋动、静脉。查认正中神经并向上追查其内、外侧头起始处。循肩胛骨喙突向下修清喙肱肌并分离发自臂丛外侧束的肌皮神经,在腋动、静脉之间剖查内侧束分出的尺神经和前臂内侧皮神经,腋静脉内侧可见较细的臂内侧皮神经。除保留头静脉及其注入处以上的腋静脉外,其余静脉可予以清理剖除。

2. 解剖腋窝内侧壁

清理前锯肌表面深筋膜。查认该肌表面的胸外侧血管及周围的胸肌淋巴结,剖查其后方腋中线附近的胸长神经。

3. 解剖腋窝后壁

分离腋血管后方的臂丛后束,桡神经向外下方斜行至臂后。在腋动脉的外侧,清出旋肱前动脉;再在腋动脉后方,清出穿四边孔的旋肱后动脉与腋神经。在肩胛下肌和大圆肌表面分离出肩胛下动脉、胸背动脉和旋肩胛动脉。旋肩胛动脉则向后穿三边孔至肩胛骨背侧。寻找同名血管邻近伴行的肩胛下神经和胸背神经。在腋窝后壁的结缔组织中可见肩胛下淋巴结。

4. 解剖腋窝底和腋窝尖

在腋窝底的脂肪组织中可见中央淋巴结,腋窝尖处可见尖淋巴结。探查腋窝尖与颈根部的连续关系。

三、解剖臂前区和肘窝

1. 摸认体表标志

体表标志有:肱二头肌,肱骨内、外上髁和肱二头肌止点肌腱等结构。

2. 切开皮肤

做以下皮肤切口:① 自臂上部前面已做的环形切口中点向下沿中线切至肘下 3～4 横指处。② 在该切口的下端做一横切口,剥离皮瓣,翻向两侧。

3. 解剖浅筋膜

① 沿肱二头肌外侧沟寻找头静脉,并在其下部剖出前臂外侧皮神经。② 在肱二头肌内侧沟的中下半寻找贵要静脉与前臂内侧皮神经。③ 沿臂内侧查找肋间臂神经和臂内侧皮神经。④ 在肘前剖查肘正中静脉,观察与头静脉和贵要静脉连接的情况。⑤ 在肱骨内上髁上方寻找肘浅淋巴结,观察并清除。

4. 解剖深筋膜

沿中线纵行切开臂筋膜,翻向两侧,观察前、后肌群之间形成的肌间隔。在肘前及前臂上端观察有肱二头肌腱膜织入深筋膜。

5. 解剖臂前肌群

剖查肱二头肌长、短头，可见长头入肩关节，短头起于喙突。清理肱肌与喙肱肌。剖查肌皮神经的行程及其至臂前诸肌的分支，剖查肱动脉及分支。

6. 剖查肱血管神经束

沿肱二头肌内侧沟剖查：① 肱动脉及其分出的肱深动脉和尺侧上副动脉。② 正中神经及与肱动脉的伴行位置关系。③ 尺神经。

7. 解剖肘窝

清理并观察肘窝的境界，剖查肘窝内结构：以肱二头肌腱为标志，在腱内侧剖查肱动脉及向下分出的桡动脉、尺动脉；在肱动脉分叉处的肘深淋巴结；在肱动脉内侧的正中神经向下穿入旋前圆肌，有分支至前臂屈肌。在肱二头肌腱外侧、肱肌与肱桡肌之间有桡神经，它在此处发支至肱桡肌和桡侧腕长伸肌，并分为深、浅两终支。

四、解剖前臂前区

1. 摸认体表标志

体表标志有：桡骨茎突、尺骨茎突。

2. 切开皮肤

做以下皮肤切口：① 沿前臂前面中线向下纵切至腕前。② 沿腕前做横切口。向两侧翻开前臂皮片。

3. 解剖浅筋膜

① 沿前臂外侧缘向下剖查头静脉与前臂外侧皮神经。② 沿前臂内侧缘向下剖查贵要静脉和前臂内侧皮神经。

4. 解剖深筋膜

在腕掌侧增厚形成屈肌支持带，由中线纵行切开深筋膜，翻向两侧。

5. 剖查前臂前群浅层肌

在桡侧查认肱桡肌，在尺侧查认旋前圆肌、桡侧腕屈肌、掌长肌与尺侧腕屈肌。

6. 解剖桡血管神经束

在肱桡肌与旋前圆肌之间清出桡神经浅支、桡动脉及伴行静脉并向下追踪，桡神经浅支下行至前臂中、下 1/3 交界处经肱桡肌腱的深侧绕向手背。桡动脉至桡骨茎突远侧转向手背。在腕前区寻认桡动脉掌浅支始部。

7. 解剖尺血管神经束

在尺侧腕屈肌和指浅屈肌之间，剖查尺神经和尺动脉及伴行静脉，向下追踪至腕部。尺神经在前臂分支支配尺侧腕屈肌和指深屈肌尺侧半，主干下行在前臂中、下 1/3 交界处分出手背支和掌支。尺动脉在伴尺神经下行中发有肌支。

8. 解剖正中神经

① 在肘窝下部切开旋前圆肌，暴露正中神经，观察其分支支配大部分前臂屈肌，剖查降行于拇长、指深二屈肌间的骨间前神经。尺动脉发出尺侧返动脉与骨间总动脉，后者为一短干，向下分为骨间前、后动脉。骨间前动脉伴同名神经下降，骨间后动脉穿骨间膜至

前臂后区。② 在前群浅、深肌间剖查正中神经并追修至腕部,它在腕部发掌支至手掌皮肤。

9. 剖查前臂前群深层肌

桡侧为拇长屈肌,尺侧为指深屈肌,前臂下段最深层为旋前方肌。

五、解剖手掌侧区

1. 摸认体表标志

体表标志有:腕桡、尺侧隆起(后者近侧部为豌豆骨)。腕前可触知掌长肌腱与桡侧、尺侧腕屈肌腱。

2. 切开皮肤

做以下皮肤切口:① 自腕前正中点向下切至中指尖端。② 沿掌指关节掌侧做横向切口(图 2-1),然后向两侧剥离手掌与中指掌侧皮肤。

3. 解剖掌腱膜

首先清理掌腱膜与掌短肌;然后在屈肌支持带上方切断掌长肌腱,向远侧剥离,将掌腱膜连同掌短肌和掌长肌腱一同剥离翻起。注意勿伤及深面的血管、神经。

4. 解剖掌浅弓和正中神经、尺神经的分支

① 剖查掌浅弓的位置、组成和分出的指掌侧总动脉与指掌侧固有动脉。② 剖查正中神经。它经腕管入手掌发出 3 条指掌侧总神经,再分为指掌侧固有神经至桡侧 3 个半手指皮肤,并发支支配第 1、2 蚓状肌。自第 1 指掌侧总神经根部还发出至鱼际肌的返支。③ 剖查尺神经。它伴尺动脉经豌豆骨桡侧入手掌,其深支穿入深部,浅支及分支指掌侧总神经和指掌侧固有神经,分布于尺侧 1 个半手指皮肤。④ 正中神经和尺神经在腕上发出的掌支分别至手掌桡侧、尺侧部的皮肤。

5. 剖查鱼际肌和小鱼际肌

① 首先清理鱼际浅层的拇短展肌、拇短屈肌与拇长屈肌腱,然后将 2 短肌自起端切断翻起,观察深层的拇对掌肌和拇收肌。② 清理观察小鱼际肌浅层的小指展肌和小指短屈肌,然后切断,查认深层小指对掌肌。

6. 剖查腕管

① 修洁屈肌支持带深部(腕横韧带)后,将其纵向切开。② 剖查正中神经及其返支。③ 纵向切开屈肌总腱鞘,探查其范围及与小指腱鞘的连通关系。观察指浅、深屈肌腱的位置关系。④ 切开拇长屈肌腱鞘并向远侧探查延续为拇指的指腱鞘。⑤ 剖查 4 条指深屈肌腱,查认起于该腱的 4 条蚓状肌。

7. 解剖手掌深部

先将腕管内结构牵拉分向两侧,观察掌心深部的掌中间隙与鱼际间隙;再查认尺神经的深支与伴行的掌深弓。尺神经深支分支支配小鱼际肌,第 3、4 蚓状肌,拇收肌与骨间肌;掌深弓由尺动脉掌深支与桡动脉终支吻合而成。

8. 解剖中指掌侧区

① 剖查在指侧缘经过的指掌侧固有血管、神经。② 修洁并沿中线纵向切开腱纤维鞘,

观察指浅、深屈肌腱位置的相互关系和止点。③ 观察指屈肌腱与指骨之间相连的腱纽（腱系膜）。

六、解剖肩胛区和三角肌区

1. 尸位

尸体取俯卧位,上肢外展。

2. 摸认体表标志

体表标志有:肩峰,肩胛冈,肩胛骨上、下角等。

3. 切开皮肤与解剖浅筋膜

参见背部解剖操作。

4. 查看背部浅层肌

将斜方肌在肩胛冈和肩峰上的附着部切断并翻向前。

5. 剖查三角肌区

清理三角肌,切断该肌在肩胛冈和肩峰上的起点,翻向外侧。剖查腋神经和旋肱后动脉,前者发支支配三角肌和小圆肌,并发出至三角肌表面与臂外侧上部皮肤的臂外侧上皮神经。

6. 剖查冈下窝

① 清理冈下肌、小圆肌和纵穿大、小圆肌之间的肱三头肌的长头。清除结缔组织时,注意勿伤及肌间通行的血管、神经。② 观察四边孔的境界及穿经的旋肱后血管和腋神经。③ 观察三边孔的境界及通过孔的旋肩胛血管。

7. 剖查冈上窝

观察冈上肌,切断翻向外侧,寻认经过切迹至其深面行走的肩胛上血管、神经。

七、解剖臂后区

1. 摸认体表标志

体表标志有:鹰嘴,肱骨内、外上髁,尺神经沟。

2. 切开皮肤

沿臂后中线做纵切口至肘下做横切口,然后将皮肤连同皮下浅筋膜一起向两侧剥离。

3. 剖查深筋膜与肱三头肌

复查内、外侧肌间隔。分清并观察肱三头肌起点各头附着部位。

4. 剖查肱骨肌管

钝性分离肱三头肌长头与外侧头,剖查行于桡神经沟的桡神经与肱深血管。沿神经方向切断肱三头肌外侧头,打开肱骨肌管,清理血管、神经。观察桡神经分支至肱三头肌,并在臂中下段发出前臂后皮神经。肱深动脉在管中分支至肱三头肌和肘关节,终支延为桡侧副动脉。

5. 剖查尺神经

可见其伴行尺侧上副动脉在内侧肌间隔下部的后面下行至尺神经沟。

八、解剖前臂后区

1. 切开皮肤

沿前臂后面中线做纵切口至腕背面做横切口,向两侧翻开皮肤。

2. 解剖浅筋膜

在前臂内侧缘寻认贵要静脉与前臂内侧皮神经的分支。沿前臂外侧缘寻认头静脉和前臂外侧皮神经的分支。沿前臂背外侧可见前臂后皮神经。在腕上方两侧可见桡神经的浅支和尺神经的手背支。

3. 解剖深筋膜

修洁深筋膜在腕背侧形成伸肌支持带。

4. 剖查前臂后群浅层肌

由桡侧向尺侧依次辨认桡侧腕长、短伸肌,指伸肌,小指伸肌和尺侧腕伸肌。

5. 解剖深层肌

从下向上分开小指伸肌和尺侧腕伸肌直至近起点处,暴露深层肌和分支分布于前臂后群浅、深层各肌的骨间后血管、神经。深层肌有旋后肌、拇长展肌、拇短伸肌、拇长伸肌和示指伸肌。骨间后动脉发自骨间总动脉,骨间后神经为桡神经深支穿过旋后肌的延续。

6. 剖查伸肌腱鞘

切开伸肌支持带,查看各伸肌腱鞘。

九、解剖手背侧区

1. 摸认体表标志

对照活体摸认解剖学"鼻烟壶",并辨认拇长展肌及拇长伸肌腱。

2. 切开皮肤

做以下皮肤切口:① 沿腕背侧中线切至中指尖端。② 沿掌指关节背侧做横切口。剥离手背与中指背皮片。

3. 解剖浅筋膜

① 剖查手背静脉网,并观察其形成头静脉与贵要静脉的始部。② 剖查桡神经浅支与尺神经手背支在手背的分支。

4. 修除深筋膜

观察伸肌腱和腱间联合。

5. 解剖骨间背侧肌

挑起伸肌腱,显露骨间背侧肌。

6. 解剖桡动脉末段

解剖时,可见桡动脉末段经解剖学"鼻烟壶"底穿第 1 掌骨间隙进入手掌深部。

7. 剖查中指指背

沿中指指背两侧缘剖查指背血管、神经,追踪查看伸指肌腱延续为指背腱膜。

(李怀斌　丁见)

第三章

颈　　部

第一节　概　　述

一、境界与分区

(一)境界

颈部(neck)介于头部、胸部与上肢之间。上界以下颌骨下缘、下颌角、乳突、上项线和枕外隆凸的连线与头部分界;下界以胸骨颈静脉切迹、胸锁关节、锁骨上缘和肩峰至第7颈椎棘突的连线与胸部和上肢分界。

(二)分区

以两侧斜方肌前缘之间和脊柱颈部为界,将颈部分为前方的固有颈部和后方的项部(详见第八章)。两侧斜方肌前缘之前和脊柱颈部前方部分称为固有颈部;两侧斜方肌前缘之后和脊柱颈部后方部分称为项部。

固有颈部以胸锁乳突肌前、后缘为界,分为颈前区、胸锁乳突肌区和颈外侧区。颈前区介于左、右胸锁乳突肌前缘之间,以舌骨为标志,分为舌骨上区和舌骨下区。舌骨上区包括颏下三角和下颌下三角,舌骨下区包括颈动脉三角和肌三角。胸锁乳突肌区,即胸锁乳突肌所覆盖的区域。颈外侧区,介于胸锁乳突肌后缘、斜方肌前缘和锁骨中1/3上缘之间,又称颈后三角。肩胛舌骨肌下腹将颈外侧区分为枕三角和锁骨上三角。另外,颈部、胸部与腋区之间的接壤区域称为颈根部(图3-1)。

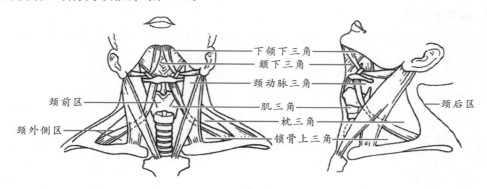

图 3-1　颈部分区与颈部三角

二、结构概况

颈部以脊柱颈段为支架,前部正中有呼吸道和消化道的颈段;两侧纵行排列着颈部的大血管和神经;后部正中是脊柱的颈段。颈根部有胸膜顶和肺尖以及往返于颈部、胸部、上肢之间的血管和神经。颈肌层次较多,颈筋膜分层并包绕肌、血管和神经等形成筋膜鞘,疏松结缔组织充填于筋膜鞘之间,在器官、血管与神经周围形成筋膜间隙。颈部淋巴结较多,多沿血管神经排列,肿瘤转移时易受累。

三、体表标志

1. 舌骨

舌骨位于喉的上方和颏隆凸的后下方,适对第 3、4 颈椎之间的椎间盘。舌骨体两侧可扪及舌骨大角,是寻找舌动脉的体表标志。

2. 甲状软骨

甲状软骨位于舌骨下方,其前正中线上部向前方突起形成喉结。甲状软骨上缘约平第 4 颈椎体上缘,颈总动脉在此高度分为颈内动脉和颈外动脉。

3. 环状软骨

环状软骨位于甲状软骨下方。环状软骨弓两侧平对第 6 颈椎横突,为喉与气管、咽与食管的分界标志,亦可作计数气管软骨和甲状腺触诊的体表标志。

4. 颈动脉结节

颈动脉结节即第 6 颈椎横突前结节,平环状软骨弓,颈总动脉行经其前方,在此处向后压迫,可暂时阻断颈总动脉血流。

5. 胸锁乳突肌

胸锁乳突肌位于固有颈部两侧,为颈部分区的重要体表标志。该肌后缘中点为颈丛皮支穿出处,可作为颈部皮肤浸润麻醉的阻滞点。

6. 胸骨上窝

胸骨上窝位于颈静脉切迹上方的凹陷,在此处可触及气管颈段。

7. 锁骨上大窝

锁骨上大窝位于锁骨中份 1/3 上方的凹陷,窝底可触及锁骨下动脉搏动、臂丛和第 1 肋(图 3-2)。

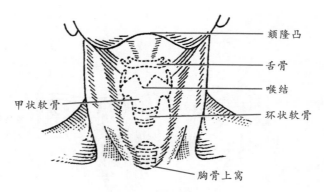

图 3-2　颈部的体表标志

第二节　颈部的层次结构

一、浅层结构

颈前外侧部皮肤较薄且移动性较大,皮纹横向分布,故颈部手术多采取横切口,以保持美观并利于伤口皮肤愈合;颈后部的皮肤较厚,且活动度较小。

颈部浅筋膜即皮下组织,主要为脂肪组织,与邻近部位的浅筋膜相延续。在颈前外侧部脂肪层的深面有颈阔肌,该肌深面的浅筋膜内有浅静脉、浅神经及浅淋巴结等。

(一)颈阔肌

颈阔肌(platysma)为一皮肌,薄而宽阔,起自胸大肌和三角肌筋膜,覆盖颈前区和胸锁乳突肌,其前部纤维止于下颌骨下缘,后部纤维移行于腮腺咬肌筋膜、降下唇肌和笑肌,受面神经颈支支配(图 3-3)。

(二)浅静脉

1. 颈前静脉

颈前静脉(anterior jugular vein)起于颏下部,在颈部的前正中线两侧沿下颌舌骨肌表面下行,至胸锁乳突肌前缘下份穿入胸骨上间隙,左右两侧颈前静脉间多吻合成颈静脉弓,经过胸锁乳突肌深面向外侧汇入颈外静脉末端或者锁骨下静脉,少数汇入头臂静脉。

2. 颈外静脉

颈外静脉(external jugular vein)由下颌后静脉后支、耳后静脉和枕静脉等在下颌角处汇合而成,沿胸锁乳突肌表面垂直下行,至锁骨中点上方约 2.5 cm 处,穿深筋膜注入锁骨下静脉或静脉角。颈外静脉的体表投影位于下颌角至锁骨中点的连线上,是小儿静脉穿刺和临床观察静脉充盈程度及静脉压高低的常用部位。

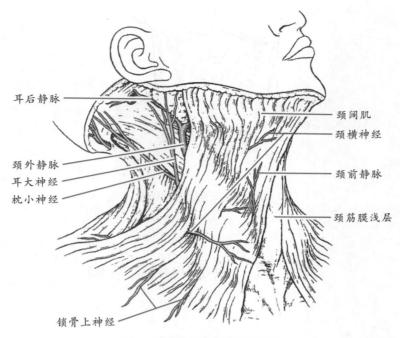

耳后静脉

颈外静脉
耳大神经
枕小神经

锁骨上神经

颈阔肌
颈横神经

颈前静脉

颈筋膜浅层

图 3-3　颈阔肌及颈部浅层结构

（三）浅神经

1. 颈丛皮支

颈丛皮支于胸锁乳突肌后缘中点（即神经点）附近集中浅出，位置表浅，为颈丛皮神经阻滞麻醉的穿刺点。

① 枕小神经（lesser occipital nerve）沿胸锁乳突肌后缘上行，分布于枕部及耳廓背面上部的皮肤。

② 耳大神经（great auricular nerve）沿胸锁乳突肌表面伴颈外静脉上行，分布于耳廓及腮腺区皮肤。

③ 颈横神经（transverse nerve of neck）横行越过胸锁乳突肌表面中份，穿出颈阔肌浅面向前，分布于颈前区皮肤。

④ 锁骨上神经（supraclavicular nerves）分为 3 支，在锁骨上缘处浅出，分布于颈前外侧部、胸前壁上部及肩部等处皮肤。

2. 面神经颈支

面神经颈支（cervical branch of facial nerve）自腮腺下端穿出后，经颈阔肌深面向前下，支配颈阔肌（图 3-4）。

（四）浅淋巴结

1. 颈前浅淋巴结

颈前浅淋巴结（superficial anterior cervical lymph nodes）沿颈前静脉排列，收纳舌骨下区的浅淋巴，其输出淋巴管注入颈外侧下深淋巴结或直接注入锁骨上淋巴结。

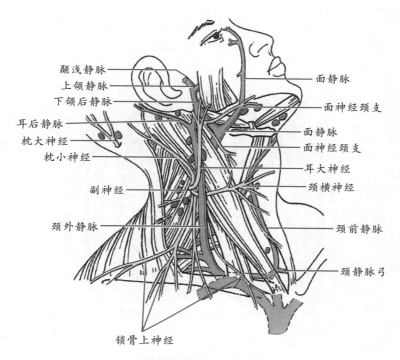

颞浅静脉
上颌静脉
下颌后静脉
耳后静脉
枕大神经
枕小神经
副神经
颈外静脉

面静脉
面神经颈支
面静脉
面神经颈支
耳大神经
颈横神经
颈前静脉
颈静脉弓

锁骨上神经

图 3-4 颈部浅层结构

2. 颈外侧浅淋巴结

颈外侧浅淋巴结(superficial lateral cervical lymph nodes)沿颈外静脉排列,收纳枕部、耳后部及腮腺淋巴结引流的淋巴,其输出淋巴管注入颈外侧上深淋巴结。

二、颈筋膜和筋膜间隙

(一) 颈筋膜

可分为浅、中、深三层,包绕颈部诸肌和器官,并形成筋膜鞘和筋膜间隙(图 3-5)。

1. 颈筋膜浅层

颈筋膜浅层又称封套筋膜(investing fascia),该层筋膜呈圆桶状包绕整个颈部。颈筋膜浅层向前在正中线左、右彼此延续;向后附着于项韧带及第 7 颈椎棘突;向两侧包绕斜方肌和胸锁乳突肌并形成该两肌的鞘;向上附于颈部上界的骨面;向下附着于颈部与胸部交界处的骨面。颈筋膜浅层在下颌下三角和腮腺区分为两层,分别包绕下颌下腺和腮腺,形成两腺的筋膜鞘;在舌骨下方分为浅、深两层,包绕舌骨下肌群,形成该肌群的鞘。

2. 颈筋膜中层

颈筋膜中层又称气管前筋膜(pretracheal fascia)或内脏筋膜,位于舌骨下肌群深面、气管颈部及颈动脉鞘的前方,其前下部覆盖气管,为气管前筋膜;后上部覆盖颊肌和咽缩肌,称为颊咽筋膜。颈筋膜中层包绕咽与食管颈部、喉与气管颈部等器官,在甲状腺侧叶的后外方分层包绕甲状腺,形成甲状腺鞘。颈筋膜中层向两侧包绕颈总动脉、颈内动脉、颈内静脉和迷走神经,形成颈动脉鞘,该鞘上起颅底,下达纵隔。

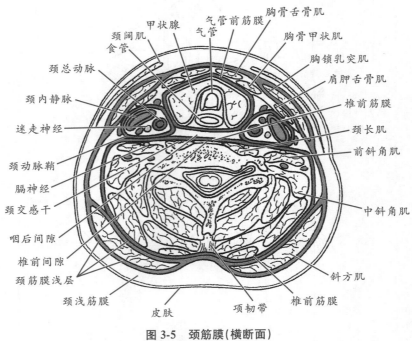

图 3-5　颈筋膜(横断面)

3. 颈筋膜深层

颈筋膜深层又称椎前筋膜(prevertebral fascia),覆盖于椎前肌、斜角肌、颈椎体、臂丛、颈交感干、膈神经、锁骨下动脉和锁骨下静脉前面,向下外方包绕腋血管及臂丛,形成腋鞘(又称颈腋管)。

(二) 筋膜间隙

1. 胸骨上间隙

胸骨上间隙(suprasternal space)的颈筋膜浅层在距胸骨颈静脉切迹上方 3～5 cm 处分为两层,分别附着于其前、后缘而形成的筋膜间隙。胸骨上间隙内有胸锁乳突肌胸骨头、颈前静脉下段、颈静脉弓和淋巴结等(图 3-6)。

2. 气管前间隙

气管前间隙(pretracheal space)位于气管前筋膜与气管颈部之间,内有气管前淋巴结、甲状腺下静脉、甲状腺最下动脉、甲状腺奇静脉丛、头臂干和左头臂静脉等,小儿还有胸腺上部。此间隙感染,可蔓延至上纵隔(图 3-6)。

3. 咽后间隙

咽后间隙(retropharyngeal space)位于椎前筋膜与颊咽筋膜之间,内有咽淋巴结及疏松结缔组织等,向下通后纵隔。其位于咽壁侧方的部分称为咽旁间隙;下方为食管后间隙(图 3-6)。

4. 椎前间隙

椎前间隙(prevertebral space)位于椎前筋膜与脊柱颈部之间。颈椎结核脓肿多积于此间隙,向两侧可经腋鞘扩散至腋窝;破溃后,还可经咽后间隙向下至后纵隔(图3-6)。

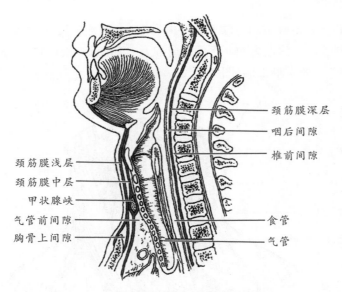

颈筋膜深层
咽后间隙
椎前间隙
颈筋膜浅层
颈筋膜中层
甲状腺峡
气管前间隙
胸骨上间隙
食管
气管

图 3-6 颈筋膜和筋膜间隙(正中矢状断面)

三、颈肌和肌间三角

(一) 颈肌

颈肌除颈阔肌外,斜列于颈外侧份的是胸锁乳突肌;在下颌骨与舌骨之间有舌骨上肌群,包括二腹肌、下颌舌骨肌、茎突舌骨肌和颏舌骨肌;舌骨下方正中线两侧是舌骨下肌群,包括浅层的胸骨舌骨肌、肩胛舌骨肌、深层的胸骨甲状肌和甲状舌骨肌;颈椎两侧颈深肌外侧群包括前、中、后斜角肌;颈椎前方颈深肌内侧群(椎前肌)有头长肌、颈长肌等。

(二) 肌间三角

肌间三角借颈肌,将颈前区分为颏下三角、下颌下三角、颈动脉三角和肌三角;将颈外侧区分为枕三角和锁骨上三角。前、中斜角肌和第1肋之间围成斜角肌间隙(图3-1)。

第三节 颈 前 区

一、舌骨上区

舌骨上区被二腹肌分成中央的颏下三角和两侧的下颌下三角。

（一）颏下三角

颏下三角（submental triangle）位于舌骨体和左、右两侧二腹肌前腹之间。其浅面是皮肤、浅筋膜及颈筋膜浅层；深面为两侧下颌舌骨肌及其筋膜，称为口膈，口膈的深部为舌下间隙。三角内有 1～3 个颏下淋巴结（图 3-7）。

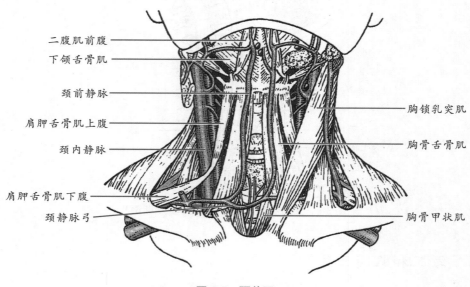

二腹肌前腹
下颌舌骨肌
颈前静脉
肩胛舌骨肌上腹
颈内静脉
肩胛舌骨肌下腹
颈静脉弓
胸锁乳突肌
胸骨舌骨肌
胸骨甲状肌

图 3-7　颈前区

（二）下颌下三角

下颌下三角（submandibular triangle）位于下颌骨下缘和二腹肌前、后腹之间，亦称二腹肌三角（图 3-1）。此三角浅面有皮肤、浅筋膜和颈筋膜浅层，深面是下颌舌骨肌和舌骨舌肌等。三角内主要有下颌下腺、血管、神经和淋巴结等（图 3-8、图 3-9）。

1. 下颌下腺

下颌下腺（submandibular gland）包裹在由颈筋膜浅层所形成的筋膜鞘内。该腺呈"U"形，分为浅、深两部。浅部较大，位于下颌舌骨肌浅面；深部的前端发出下颌下腺管，向前经下颌舌骨肌与舌骨舌肌之间进入舌下间隙，开口于舌下阜。

2. 血管、神经和淋巴结

面动脉（facial artery）起自颈外动脉，经二腹肌后腹深面进入下颌下三角，经过下颌下腺深面，绕过下颌骨体下缘至面部。面静脉经下颌下腺浅面向后下方走行。舌动脉及其伴行静脉经过舌下神经与舌骨大角之间，向前进入舌骨舌肌深面。舌下神经（hypoglossal nerve）在下颌下腺的内下方，行于舌骨舌肌表面。舌神经（lingual nerve）在下颌下腺的内上方与舌骨舌肌之间前行入舌。在下颌下腺周围有 4～6 个下颌下淋巴结。

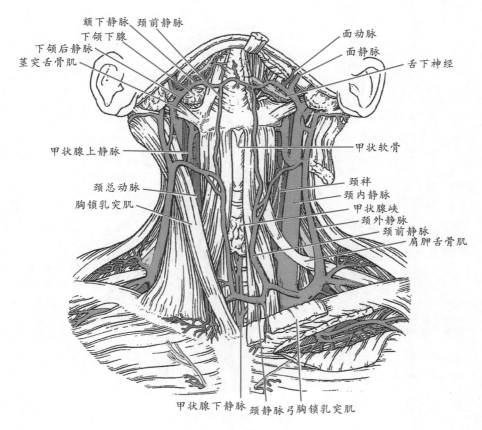

颌下静脉　颈前静脉
下颌下腺
下颌后静脉
茎突舌骨肌
面动脉
面静脉
舌下神经
甲状腺上静脉
甲状软骨
颈总动脉
胸锁乳突肌
颈袢
颈内静脉
甲状腺峡
颈外静脉
颈前静脉
肩胛舌骨肌
甲状腺下静脉　颈静脉弓胸锁乳突肌

图 3-8　颈前区浅层

二、舌骨下区

舌骨下区被肩胛舌骨肌上腹分成颈动脉三角和肌三角。

(一) 颈动脉三角

颈动脉三角(carotid triangle)位于胸锁乳突肌上份前缘、肩胛舌骨肌上腹和二腹肌后腹之间。其浅面由浅入深为皮肤、浅筋膜及颈筋膜浅层,深面为椎前筋膜,内侧为咽侧壁及其筋膜。颈动脉三角内有颈总动脉及其分支、颈内静脉及其属支、舌下神经及其降支、迷走神经及其分支、副神经以及颈外侧上深淋巴结(详见本章第四节"胸锁乳突肌区"的内容)等(图 3-8、图 3-9)。

1. 颈总动脉

颈总动脉(common carotid artery)位于颈内静脉的内侧,约平甲状软骨上缘处分为颈内动脉和颈外动脉。颈总动脉的末端和颈内动脉起始部稍膨大,称为颈动脉窦(carotid sinus),壁内有压力感受器;在颈总动脉分叉处的后方有一扁平小体,称为颈动脉小球(carotid glomus),是化学感受器。

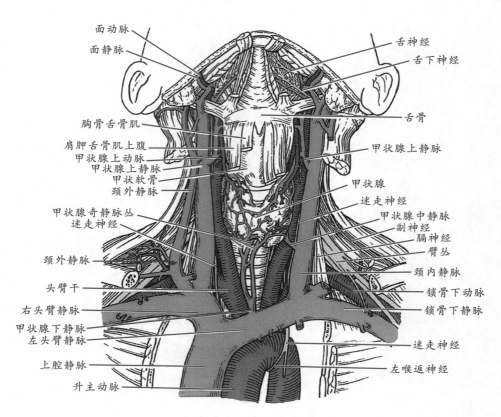

面动脉
面静脉
舌神经
舌下神经
胸骨舌骨肌
肩胛舌骨肌上腹
甲状腺上动脉
甲状腺上静脉
甲状软骨
颈外静脉
甲状腺奇静脉丛
迷走神经
颈外静脉
头臂干
右头臂静脉
甲状腺下静脉
左头臂静脉
上腔静脉
升主动脉
舌骨
甲状腺上静脉
甲状腺
迷走神经
甲状腺中静脉
副神经
膈神经
臂丛
颈内静脉
锁骨下动脉
锁骨下静脉
迷走神经
左喉返神经

图 3-9　颈前区深层

2. 颈外动脉

颈外动脉(external carotid artery)由颈总动脉分出后垂直上行,经颈内动脉前内侧渐转至前外侧。向前发出甲状腺上动脉、舌动脉及面动脉;向后发出枕动脉和耳后动脉;自内侧壁发出咽升动脉。由下颌角至乳突尖连线的中点与胸锁关节处做一连线,以甲状软骨上缘为界,上段为颈外动脉的体表投影,下段为颈总动脉的体表投影。

3. 颈内动脉

颈内动脉(internal carotid artery)由颈外动脉的后外方逐渐转至其后方上行,在颈部无分支。

4. 颈内静脉

颈内静脉(internal jugular vein)在颈总动脉外侧,大部分被胸锁乳突肌所遮盖。其属支自上而下依次为面静脉、舌静脉、甲状腺上静脉和甲状腺中静脉。

5. 舌下神经

舌下神经(hypoglossal nerve)经二腹肌后腹中部深面入颈动脉三角,呈弓形,向前下方跨过颈内、外动脉的浅面,再经二腹肌后腹前端深面进入下颌下三角。该神经弓形部向下发出颈袢上根,沿颈总动脉浅面下降,与来自颈丛第2、3颈神经的颈袢下根组成颈袢。

6. 迷走神经

迷走神经(vagus nerve)沿颈内动脉、颈总动脉与颈内静脉之间的后方下降,分出喉上神经和颈心支。喉上神经经颈内、外动脉的深面行向前下方，分为内支和外支。内支伴随喉上动脉分布于声门裂以上的喉黏膜，外支伴随甲状腺上动脉分布至环甲肌。颈心支沿颈总动脉浅面下降入胸腔，参与组成心丛。

7. 副神经

副神经（accessory nerve）经过二腹肌后腹深面入颈动脉三角，再经颈内动、静脉之间行向后外侧，自胸锁乳突肌上份穿入该肌后，本干向后至枕三角。

（二）肌三角

肌三角（muscular triangle）位于颈部前正中线、胸锁乳突肌下份前缘和肩胛舌骨肌上腹之间。其浅面由浅入深依次为皮肤、浅筋膜、颈筋膜浅层，深面为椎前筋膜。三角内含有胸骨舌骨肌、胸骨甲状肌、甲状舌骨肌、肩胛舌骨肌上腹以及位于气管前筋膜深部的甲状腺、甲状旁腺、气管颈部和食管颈部等（图 3-7、图 3-9）。

1. 甲状腺

① 形态与被膜：甲状腺（thyroid gland）呈"H"形，分为左、右两侧叶及连结两侧叶的峡，有时由峡的上缘向上伸出一锥状叶（图 3-10）。气管前筋膜包绕甲状腺形成甲状腺鞘，又称甲状腺假被膜；甲状腺表面有纤维囊包裹，又称甲状腺真被膜，即纤维囊。真、假被膜之间为甲状腺囊鞘间隙，内含甲状旁腺、血管、神经及疏松结缔组织。假被膜在甲状腺后内侧增厚，形成甲状腺悬韧带，将甲状腺固定于喉及气管壁上，并在吞咽时随喉上下移动。

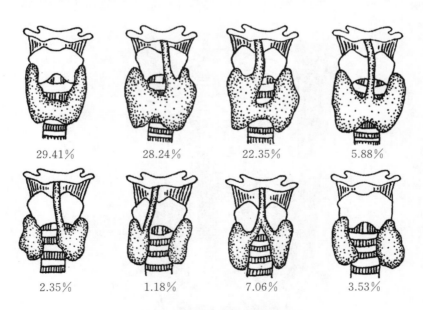

图 3-10　甲状腺的形态类型

② 位置与毗邻：甲状腺的两侧叶位于喉下部和气管上部的前外侧，上极达甲状软骨中部，下极至第 6 气管软骨水平；峡位于第 2～4 气管软骨的前方（图 3-11）。甲状腺的前面由浅入深被覆皮肤、浅筋膜、颈筋膜浅层、舌骨下肌群和气管前筋膜；左右两侧叶的后内侧紧邻喉与气管颈部、咽与食管颈部以及喉返神经；后外侧与颈动脉鞘及其内容以及颈交感干相邻。

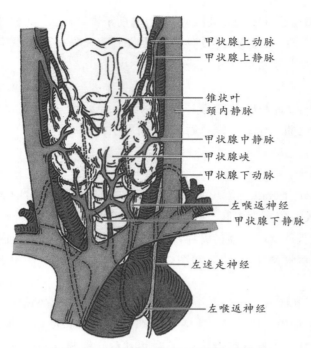

甲状腺上动脉
甲状腺上静脉

锥状叶
颈内静脉

甲状腺中静脉
甲状腺峡
甲状腺下动脉

左喉返神经
甲状腺下静脉

左迷走神经

左喉返神经

图 3-11　甲状腺的血管和喉的神经(前面)

③甲状腺动脉和喉的神经：a. 甲状腺上动脉(superior thyroid artery)与喉上神经(superior laryngeal nerve)(图 3-11、图 3-12)。甲状腺上动脉发自颈外动脉，伴喉上神经外支，

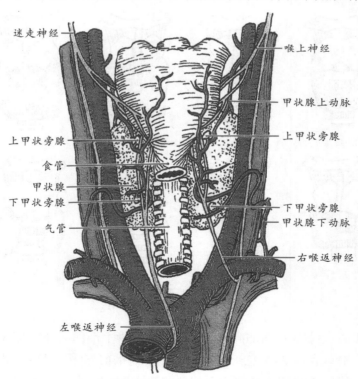

迷走神经
喉上神经

甲状腺上动脉

上甲状旁腺
食管
甲状腺
下甲状旁腺
气管

上甲状旁腺

下甲状旁腺
甲状腺下动脉

右喉返神经

左喉返神经

图 3-12　甲状腺的血管和喉的神经(后面)

行向前下方,至侧叶上极附近分为前、后两支,进入侧叶上极的前后部。此外,甲状腺上动脉沿途发出喉上动脉。喉上神经在颈部自迷走神经发出,在舌骨大角处分为内、外两支。内支伴喉上动脉穿甲状舌骨膜入喉,分布于声门裂以上的喉黏膜;外支伴甲状腺上动脉行向前下方,在距侧叶上极 0.5~1.0 cm 处与动脉分离,行向内侧,发出分支支配环甲肌。故在进行甲状腺次全切除术时,结扎甲状腺上动脉应紧靠侧叶上极进行,以免误伤喉上神经外支而导致声音低钝、呛咳等。b. 甲状腺下动脉(inferior thyroid artery)与喉返神经(recurrent laryngeal nerve)(图 3-11、图 3-12)。甲状腺下动脉发自甲状颈干,沿前斜角肌内侧缘上行,经颈动脉鞘深面至甲状腺侧叶后面,分为上、下两支,分布于甲状腺、甲状旁腺、气管及食管等。少数人可见起自头臂干、主动脉弓、右颈总动脉、锁骨下动脉或胸廓内动脉的甲状腺最下动脉。喉返神经是迷走神经在胸部的分支,左喉返神经勾绕主动脉弓,右喉返神经勾绕右锁骨下动脉,两者均经气管食管旁沟上行,在甲状腺侧叶深面经环甲关节后方进入喉内,称为喉下神经。喉返神经肌支配除环甲肌以外的所有喉肌,感觉支分布于声门裂以下的喉黏膜。喉返神经在甲状腺侧叶下极后方与甲状腺下动脉形成复杂的交叉关系,左喉返神经多在甲状腺下动脉后方与其交叉,右喉返神经多行于甲状腺下动脉的前方与其相交叉或穿行于动脉分支之间。故在进行甲状腺次全切除术时,应远离甲状腺下极,结扎甲状腺下动脉,以免损伤喉返神经,引起声音嘶哑等。

④ 甲状腺的静脉:包括甲状腺上静脉、甲状腺中静脉和甲状腺下静脉(图 3-11)。甲状腺上静脉(superior thyroid vein):发自侧叶上极,与同名动脉伴行,注入颈内静脉。甲状腺中静脉(middle thyroid vein):发自侧叶中部,横过颈总动脉前方,汇入颈内静脉。在进行甲状腺次全切除术时,要仔细剥离并结扎此静脉,以免破裂而出现气栓。甲状腺下静脉(inferior thyroid vein):发自侧叶下极,经气管前面下行,注入头臂静脉。两侧甲状腺下静脉在气管前与甲状腺峡部的属支吻合成甲状腺奇静脉丛。在进行甲状腺峡下位气管切开术时,应注意止血。

2. 甲状旁腺

甲状旁腺(parathyroid gland)为两对扁卵圆形小体,直径 0.6~0.8 cm,呈棕黄或淡红色。位于甲状腺侧叶的后面,真、假被膜之间,有的位于甲状腺实质内或假被膜之外。上甲状旁腺多位于甲状腺侧叶上、中 1/3 交界处的后方,下甲状旁腺多位于侧叶下 1/3 的后方(图 3-12)。

3. 气管颈部

气管颈部(cervical part of trachea)上自环状软骨下缘,下平胸骨颈静脉切迹处移行为气管胸部。气管颈部长约 6.5 cm,由 6~8 个气管软骨组成。气管颈部前方由浅入深依次为皮肤、浅筋膜、颈筋膜浅层、胸骨上间隙及颈静脉弓、舌骨下肌群及气管前筋膜。第 2~4 气管软骨的前方有甲状腺峡,峡的下方有甲状腺下静脉、甲状腺奇静脉丛以及可能存在的甲状腺最下动脉。气管颈部后方是食管颈部,两侧与甲状腺侧叶相邻,在气管与食管之间的沟内有喉返神经,后外侧是颈动脉鞘、颈交感干等。气管活动度较大,当仰头或低头时,气管可上下移动 1.5 cm;当头转向一侧时,气管也随之转向同侧,而食管却转向对侧,故临床上实施气管切开术时,患者的头应处于正中位并尽量后仰,以免伤及食管及其周围的神经和血管。

4. 食管颈部

食管颈部(cervical part of esophagus)上端平环状软骨平面与咽相接;下端平颈静脉切迹平面移行为食管胸部。食管前方与气管相邻;后方是椎前筋膜、椎前肌和脊柱;后外侧与颈交感干相邻;两侧有甲状腺侧叶、颈动脉鞘及其内容物。

5. 颈前深淋巴结

颈前深淋巴结(deep anterior cervical lymph nodes)分布于颈部脏器的周围,包括甲状腺淋巴结、喉前淋巴结、气管前淋巴结和气管旁淋巴结等,收纳甲状腺、喉、气管颈部、食管颈部等部位的淋巴,其输出管注入颈外侧上、下深淋巴结。

第四节　胸锁乳突肌区

一、境界

胸锁乳突肌区是指该肌所占据和覆盖的区域。

二、内容

(一) 颈丛与颈襻

颈丛(cervical plexus)位于胸锁乳突肌与中斜角肌、肩胛提肌之间,由第1~4颈神经前支组成,其分支包括皮支和肌支,膈神经是其重要的肌支。来自舌下神经的颈襻上根(来自第1颈神经前支的纤维又称舌下神经降支)伴颈总动脉下降;由颈丛的第2、3颈神经前支纤维组成的颈襻下根在颈内静脉内侧下行;上根、下根在颈内静脉的后内侧或前外侧联合成颈襻(ansa cervicalis),位于肩胛舌骨肌中间腱的上缘(相当于环状软骨弓水平)附近。由颈襻发出的分布于胸骨舌骨肌、胸骨甲状肌的肌支均从肌的下部进入肌内,故进行甲状腺手术时,应靠近该肌的中段切断肌腹,以免损伤颈襻的肌支(图3-8)。

(二) 颈动脉鞘

颈动脉鞘(carotid sheath)由颈筋膜中层构成,上起自颅底,下续纵隔。鞘内有颈总动脉(在后内侧)、颈内静脉(在前外侧)和迷走神经(居两者之间后方)。鞘的浅面有胸锁乳突肌、胸骨舌骨肌、胸骨甲状肌和肩胛舌骨肌下腹、颈襻、甲状腺上静脉和甲状腺中静脉;鞘的后方,隔椎前筋膜与颈交感干和椎前肌肉相邻;鞘的内侧有咽与食管、喉与气管、甲状腺侧叶和喉返神经等(图3-8、图3-9)。

(三) 颈交感干

颈交感干(cervical part of sympathetic trunk)由颈上、中、下交感干神经节及节间支组成。位于脊柱两侧,椎前筋膜的前方。颈上神经节(superior cervical ganglion)最大,呈梭形,长约 3 cm,位于第 2、3 颈椎横突前方。颈中神经节(middle cervical ganglion)最小,位于第 6 颈椎横突的前方。颈下神经节(inferior cervical ganglion)多与第 1 胸神经节融合为颈胸(星状)神经节(cervicothoracic ganglion),位于第 1 肋颈的前方。上 3 对神经节均发出心支,入胸腔参与心丛的组成。

(四)颈外侧深淋巴结

颈外侧深淋巴结(deep lateral cervical lymph nodes)主要沿颈内静脉排列,上自颅底,下至颈根部,以肩胛舌骨肌与颈内静脉相交处为界,分为颈外侧上深淋巴结和颈外侧下深淋巴结(图 3-13)。

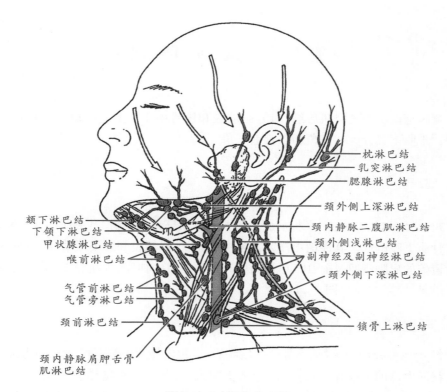

图 3-13 头颈部淋巴结

1. 颈外侧上深淋巴结

颈外侧上深淋巴结(superior deep lateral cervical lymph nodes)位于颈内静脉上段周围,除收纳颈外侧浅淋巴结、腮腺淋巴结、下颌下淋巴结及颏下淋巴结的输出管外,还收纳甲状腺、喉、气管、舌、腭扁桃体及食管等处的淋巴,其输出管注入颈外侧下深淋巴结或直接注入颈干。其中位于二腹肌后腹与颈内静脉交角处的淋巴结称为颈内静脉二腹肌淋巴结(jugulodigastric lymph nodes),临床上又称角淋巴结,收纳鼻咽、腭扁桃体及舌根的淋巴。鼻咽癌及舌根部癌常首先转移至该淋巴结。

2. 颈外侧下深淋巴结

颈外侧下深淋巴结(inferior deep lateral cervical lymph nodes)位于颈内静脉下段、臂丛及锁骨下血管周围,除收纳颈外侧上深淋巴结引流的淋巴以外,还直接收纳颈上部各淋巴结群引流的淋巴以及耳、鼻、咽、喉、口腔器官和甲状腺等处的淋巴;其输出管合成颈干,左侧注入胸导管,右侧注入右淋巴导管。其中位于颈内静脉与肩胛舌骨肌中间腱交角处的淋巴结,称为颈内静脉肩胛舌骨肌淋巴结(juguloomohyoid lymph nodes),该淋巴结收纳舌尖部的淋巴,舌尖部的癌首先转移至此处。沿颈横血管排列的淋巴结称为锁骨上淋巴结(supraclavicular lymph nodes),其中位于左颈根部斜角肌处的淋巴结称为左侧斜角肌淋巴结,又称 Virchow 淋巴结;当食管下部癌或胃癌转移时,常可累及该淋巴结,故临床检查时,常可在胸锁乳突肌后缘和锁骨上缘的交角处触摸到肿大的淋巴结。

第五节 颈 外 侧 区

颈外侧区是由胸锁乳突肌后缘、斜方肌前缘和锁骨中 1/3 上缘围成的三角形区域。该区被肩胛舌骨肌下腹分为枕三角和锁骨上三角。

一、枕三角

枕三角(occipital triangle)又称肩胛舌骨肌斜方肌三角,由胸锁乳突肌后缘、斜方肌前缘和肩胛舌骨肌下腹围成。其浅面由浅入深依次为皮肤、浅筋膜和颈筋膜浅层,深面为椎前筋膜及其所覆盖的肩胛提肌及前、中、后斜角肌。三角内有副神经、颈丛分支、臂丛分支以及副神经周围淋巴结等(图 3-4、图 3-14)。

(一)副神经

副神经(accessory nerve)从颈静脉孔出颅后,沿颈内静脉外侧下行,经二腹肌后腹深面,于胸锁乳突肌上部的前缘穿入,并发出分支支配该肌;其本干在胸锁乳突肌后缘上、中 1/3 交点进入枕三角,在枕三角内斜过三角的中份,于斜方肌前缘中、下 1/3 交界处进入并支配该肌。

(二)颈丛分支

颈丛皮支在胸锁乳突肌后缘中点处浅出,分布于头部、颈部、胸前上部及肩上部的皮肤;在枕三角内还可见到颈丛肌支支配肩胛提肌等。

(三)臂丛分支

臂丛分支有支配菱形肌的肩胛背神经,支配冈上、下肌的肩胛上神经和支配前锯肌的胸长神经等。

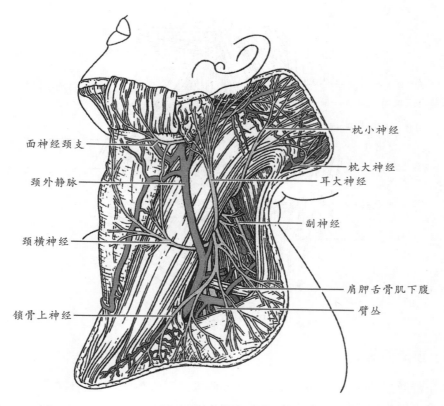

面神经颈支

颈外静脉

颈横神经

锁骨上神经

枕小神经

枕大神经

耳大神经

副神经

肩胛舌骨肌下腹

臂丛

图 3-14　枕三角的内容

（四）副神经周围淋巴结

副神经周围淋巴结沿副神经排列，有 2～13 个，为颈外侧上深淋巴结的一部分，收纳枕淋巴结、耳后淋巴结及肩胛上淋巴结引流的淋巴，其输出管注入颈外侧下深淋巴结。

二、锁骨上三角

锁骨上三角（supraclavicular triangle）又称锁骨上大窝或肩胛舌骨肌锁骨三角，此三角位于胸锁乳突肌后缘、肩胛舌骨肌下腹和锁骨中份上缘 1/3 之间。其浅面由浅入深依次为皮肤、浅筋膜及颈筋膜浅层，深面为斜角肌下份及椎前筋膜。三角内含有锁骨下动脉、锁骨下静脉和臂丛等（图 3-15）。

（一）锁骨下动脉

锁骨下动脉（subclavian artery）左侧者直接起自主动脉弓，右侧者在胸锁关节后方起自头臂干。两者均呈弓状绕过胸膜顶的前上方，向外穿行斜角肌间隙，至第 1 肋外侧缘处移行为腋动脉。在锁骨上三角内可见该动脉的直接或间接分支肩胛背动脉、肩胛上动脉和颈横动脉，分布到斜方肌深面及肩胛区。

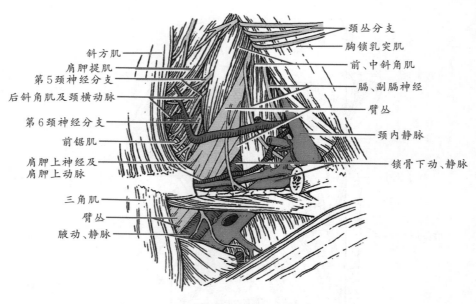

斜方肌
肩胛提肌
第5颈神经分支
后斜角肌及颈横动脉
第6颈神经分支
前锯肌
肩胛上神经及肩胛上动脉
三角肌
臂丛
腋动、静脉

颈丛分支
胸锁乳突肌
前、中斜角肌
膈、副膈神经
臂丛
颈内静脉
锁骨下动、静脉

图 3-15 锁骨上三角的内容

(二) 锁骨下静脉

锁骨下静脉(subclavian vein)在第 1 肋外侧缘续于腋静脉,在锁骨胸骨端的后方,与颈内静脉汇合形成头臂静脉,其汇合处向外上方开放的角,称为静脉角。胸导管和右淋巴导管分别注入左、右静脉角。

(三) 臂丛

臂丛(brachial plexus)由第 5~8 颈神经前支和第 1 胸神经前支的大部分组成臂丛的 5 个根。臂丛在斜角肌间隙内位于锁骨下动脉的后上方,并向外下方斜行进入锁骨上三角。第 5、6 颈神经前支的大部分合成上干,第 7 颈神经前支延续为中干,第 8 颈神经前支和第 1 胸神经前支的大部分合成下干。各干均分为前、后两股,根、干、股组成臂丛锁骨上部,锁骨上部的分支有肩胛背神经、肩胛上神经及胸长神经。臂丛各股经锁骨中份的后方进入腋窝,再合成内侧束、外侧束和后束 3 个束(图 3-15)。

第六节 颈 根 部

颈根部是指颈部与胸部及腋区之间的交界区域,其前界为胸骨柄,后界为第 1 胸椎体,两侧为第 1 肋,其中心标志是前斜角肌。此肌前内侧有胸膜顶及颈根部的纵行结构,前、后方及外侧有颈部、胸部与上肢间横行的血管和神经等(图 3-9、图 3-16)。

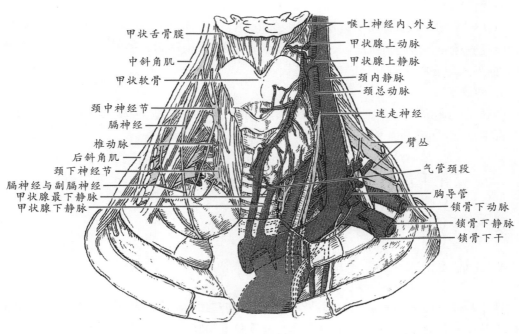

图 3-16 颈根部

左侧标注（从上到下）：
甲状舌骨膜
中斜角肌
甲状软骨
颈中神经节
膈神经
椎动脉
后斜角肌
颈下神经节
膈神经与副膈神经
甲状腺最下静脉
甲状腺下静脉

右侧标注（从上到下）：
喉上神经内、外支
甲状腺上动脉
甲状腺上静脉
颈内静脉
颈总动脉
迷走神经
臂丛
气管颈段
胸导管
锁骨下动脉
锁骨下静脉
锁骨下干

一、胸膜顶

胸膜顶（cupula of pleura）是覆盖肺尖部的壁胸膜。胸膜顶突入颈根部，超出锁骨内侧 1/3 段上方 2～3 cm。其前方有锁骨下动脉及其分支、前斜角肌、膈神经、迷走神经和锁骨下静脉，左颈根部有胸导管；后方有颈交感干和第 1 胸神经前支；外侧邻中斜角肌及臂丛；内侧的毗邻左、右侧不同，左侧与左锁骨下动脉及左头臂静脉相邻，右侧与头臂干、右头臂静脉和气管相邻。胸膜顶上方有一层筋膜，称胸膜上膜，又叫 Sibson 筋膜，起悬吊作用。

二、锁骨下动脉

前斜角肌将锁骨下动脉分为 3 段：第 1 段居前斜角肌内侧、胸膜顶前上方；第 2 段在前斜角肌后方；第 3 段位于前斜角肌外侧，经过第 1 肋上面，于第 1 肋外侧缘续腋动脉。其主要分支如下：

1. 椎动脉

椎动脉（vertebral artery）起自锁骨下动脉第 1 段的上壁，沿前斜角肌内侧到胸膜顶的前方，上行穿第 6 至第 1 颈椎横突孔，经枕骨大孔入颅腔。

2. 胸廓内动脉

胸廓内动脉（internal thoracic artery）起于锁骨下动脉第 1 段的下壁，在胸膜顶的前方与椎动脉相对应，经锁骨下静脉后方进入胸腔。

3. 甲状颈干

甲状颈干(thyrocervical trunk)起自锁骨下动脉第 1 段,分为 3 支:甲状腺下动脉;肩胛上动脉经膈神经和前斜角肌前方、锁骨后方至肩胛区;颈横动脉经锁骨与前斜角肌、膈神经之间,向外入斜方肌深面。

4. 肋颈干

肋颈干(costocervical trunk)起自锁骨下动脉的第 1 段或第 2 段后壁,分为颈深动脉和肋间最上动脉,分布于颈深肌群和第 1、2 肋间隙。

三、锁骨下静脉

见本章第五节"锁骨上三角"的内容。

四、迷走神经

迷走神经(vagus nerve)在左侧沿左颈总动脉和左颈内静脉之间下行入胸腔。右侧迷走神经下行于右颈总动脉和右颈内静脉之间,经锁骨下动脉时发出右喉返神经。

五、膈神经

膈神经(phrenic nerve)发自颈丛,由第 3~5 颈神经前支的纤维组成。自前斜角肌上份的外侧缘穿出后,向内下方沿前斜角肌表面下降,经胸膜顶前内侧和锁骨下动、静脉之间入胸腔。

六、胸导管和右淋巴导管

胸导管(thoracic duct)沿食管颈部左缘上升,平第 7 颈椎高度形成胸导管弓,经颈动脉鞘后方,椎血管和交感干前方,弯向下内注入左静脉角。右淋巴导管(right lymphatic duct)长 1.0~1.5 cm,由右颈干、右锁骨下干和右支气管纵隔干汇合而成,注入右静脉角。

七、椎动脉三角

椎动脉三角(vertebral artery triangle)内侧界为颈长肌,外侧界为前斜角肌,下界为锁骨下动脉第 1 段,尖为第 6 颈椎横突前结节。三角的前方有颈动脉鞘、膈神经、甲状腺下动脉及胸导管;后方有第 7 颈椎横突、第 1 肋颈和第 8 颈神经前支等。椎动脉三角的内容为椎动脉、椎静脉、胸膜顶、甲状腺下动脉、颈交感干及颈胸神经节等(图 3-16)。

附录 颈部的解剖操作

一、皮肤切口

1. 尸位

尸体取仰卧位,垫高肩部,使头部后仰。

2. 摸认体表标志

体表标志有:下颌骨下缘、下颌角、颞骨乳突、甲状软骨和喉结、舌骨、颈静脉切迹、锁骨、肩胛骨肩峰。

3. 皮肤切口

自下颌骨体下缘中点向下做正中切口,切至颈静脉切迹;沿下颌骨下缘中点向左、右切至乳突;沿颈静脉切迹向左、右经锁骨切至肩峰。

4. 皮片

在正中切口的上端或下端提起皮片,向后外侧翻起,显露颈阔肌。

二、解剖颈浅层结构

1. 解剖颈阔肌

观察颈阔肌后将其沿锁骨切断,向上翻至下颌骨下缘,观察面神经在下颌角下方进入该肌深面,注意保护颈部的浅静脉和皮神经。

2. 解剖颈浅静脉

仔细观察颈前静脉、颈外静脉以及沿颈外静脉排列的颈外侧浅淋巴结,修洁周围浅筋膜,向下追至其穿入深筋膜处。

3. 解剖颈丛皮支

修洁胸锁乳突肌,在该肌后缘中点处分离出耳大神经,在该肌中份表面前行的颈横神经,行走于该肌后上方的枕小神经,以及向下越过锁骨外侧、中份和内侧端的锁骨上神经的3个分支。

三、解剖舌骨上区

1. 解剖颏下三角

将颏下颈筋膜浅层与颏下淋巴结清除,暴露颏下三角。

2. 解剖下颌下三角

修洁二腹肌,切开颈筋膜浅层形成的下颌下腺鞘,清除附近的下颌下淋巴结,暴露下颌下三角的境界。

（1）解剖面动脉

在下颌骨与下颌下腺之间分离出面动脉并追踪至面部，找出与面动脉相伴行的面静脉。

（2）解剖下颌舌骨肌与神经

修洁二腹肌后腹和茎突舌骨肌，紧邻下颌骨切断二腹肌前腹。修洁下颌舌骨肌，在其表面找出下颌舌骨肌神经。

（3）解剖舌骨舌肌浅面结构

紧邻舌骨切断下颌舌骨肌，翻向前方，修洁深面的舌骨舌肌。在舌骨舌肌表面及下颌下腺深部前缘找出下颌下腺管与舌神经。

四、解剖舌骨下区和胸锁乳突肌区

将舌骨下区的浅筋膜清除，显露并修洁舌骨下肌群和胸锁乳突肌。

1. 解剖肌三角和颈动脉三角

在胸骨柄上方切开深筋膜，并在胸骨上间隙内找出连接左、右颈前静脉的颈静脉弓。清除舌骨下区深筋膜浅层，显露肌三角和颈动脉三角的境界。

2. 解剖胸锁乳突肌

在胸锁乳突肌起点处切断胸锁乳突肌并翻向其止点。注意找出支配该肌的副神经，该神经在胸锁乳突肌上部进入肌腹，于肌后缘中、上 1/3 交点穿出，进入颈外侧区，暂不追查。

3. 解剖舌骨下肌群和颈袢

在舌骨下肌外侧缘分离颈袢至舌骨下肌群的分支，追踪至贴邻颈动脉鞘前壁的颈袢。切断胸骨甲状肌与胸骨舌骨肌的起点，翻向上方，显露甲状腺和颈部脏器。

4. 解剖甲状腺和甲状旁腺

（1）解剖甲状腺

清除颈筋膜的中层，显露甲状腺。观察甲状腺侧叶、峡部和锥状叶的位置及形态。

（2）解剖甲状腺上动脉及喉上神经

在甲状腺上极附近，分离出甲状腺上动脉及与其相伴行的喉上神经外支。

（3）解剖甲状腺下动脉及喉返神经

在甲状腺下极附近分离甲状腺下动脉，追踪至甲状颈干。在气管、食管旁沟内分离出喉返神经。

（4）解剖甲状腺的静脉

在甲状腺上、中、下部分别分离出甲状腺上、中、下静脉和甲状腺奇静脉丛。

（5）解剖甲状腺被膜

观察颈筋膜中层包裹甲状腺形成的甲状腺鞘，即甲状腺假被膜。切开甲状腺鞘，进入囊鞘间隙，切开甲状腺外膜，显露甲状腺实质。

（6）解剖甲状旁腺

在甲状腺侧叶后面上部和下部附近，探寻甲状旁腺。

五、解剖胸锁乳突肌深层结构

1. 解剖颈动脉鞘

纵向切开颈动脉鞘,显露并修洁颈内静脉、颈总动脉、颈外动脉、颈内动脉和迷走神经等结构。观察颈动脉窦并在颈内动脉、颈外动脉分叉处寻找颈动脉小球。分离由颈外动脉发出的甲状腺上动脉、面动脉和舌动脉,并探查它们的行程及分布。在颈总动脉和颈内静脉后方分离出迷走神经及其分支喉上神经。

2. 解剖交感干颈部

于颈动脉鞘的后方,椎体两侧、椎前筋膜深层寻找颈交感干。沿颈交感干向上、向下清理,找到颈上神经节、颈中神经节。沿颈交感干向下探查至胸膜顶后方,寻找颈下(星状)神经节。

3. 解剖二腹肌后腹周围结构

在二腹肌后腹处,于颈内动、静脉之间找出舌下神经,并由此探查颈袢上根。探查二腹肌后腹深面的纵行结构。

六、解剖颈外侧区

1. 解剖枕三角

清除颈筋膜与淋巴结,观察副神经的走行及分布。修洁前斜角肌,显露颈丛神经根。

2. 解剖锁骨上三角

修洁前、中斜角肌并显露臂丛神经根与锁骨下动脉。在锁骨后方探查肩胛上动脉和神经,并追踪至肩胛骨上缘。

七、解剖颈根部

1. 暴露颈根部

用解剖手术刀离断胸锁关节,拉开锁骨,暴露颈根部。

2. 解剖颈根部纵向结构

将颈外侧下深淋巴结清除干净,修洁颈总动脉、颈内静脉和迷走神经。右侧迷走神经跨右锁骨下动脉前方进入胸腔,发出右喉返神经勾绕锁骨下动脉,行于右侧气管、食管旁沟入喉部。左迷走神经沿左颈总动脉下行入胸腔,后发左喉返神经沿左侧气管、食管旁沟上行。在前斜角肌止点内侧、迷走神经外侧,膈神经沿锁骨下动、静脉间向下进入胸腔。

3. 解剖颈根部横向结构

（1）解剖锁骨下静脉

在前斜角肌前方与锁骨下动脉相邻处找到锁骨下静脉,修洁其主干并追踪至其与颈内静脉汇合成头臂静脉及形成静脉角。

（2）解剖锁骨下动脉

与锁骨下静脉伴行,修洁锁骨下动脉,并清理出椎动脉、甲状颈干和胸廓内动脉各分支。

（3）解剖淋巴导管

在右侧静脉角处，找出右淋巴导管。在左静脉角处，找出胸导管，并向下追踪，观察其在颈部的走行。

（4）解剖胸膜顶

在锁骨下动脉后方，探查胸膜顶，观察其周围的毗邻结构，并尝试在胸膜顶后方探寻颈下神经节。

（马同军　黄锐）

第四章

胸　部

第一节　概　述

胸部(thorax)位于颈部与腹部之间,其上部与上肢相连。胸部由胸壁、胸腔及其内容物构成。

一、境界

胸部上界自颈静脉切迹、胸锁关节、锁骨上缘及肩峰至第 7 颈椎棘突的连线与颈部分界。下界自剑胸结合向两侧沿肋弓、第 11 肋前端、第 12 肋下缘至第 12 胸椎棘突与腹部分界。两侧上部以三角肌前、后缘上份和腋前、后襞下缘与胸壁相交处的连线与上肢分界。由于膈向上隆凸,腹腔上部的脏器则随膈突向胸腔,其表面被胸壁下部所遮盖,故胸部表面的界线与胸腔的范围并不一致。

二、结构概况

胸部以胸廓为支架,表面覆以皮肤、筋膜和肌等软组织,内面衬以胸内筋膜。胸壁的神经分布具有明显的节段性。胸壁与膈围成胸腔。胸腔两侧部容纳肺和胸膜,中部为纵隔。纵隔向上经胸廓上口通颈部,向下借膈与腹腔分隔。

三、体表标志

1. 颈静脉切迹

颈静脉切迹为胸骨上缘的凹陷,平对第 2~3 胸椎之间。

2. 胸骨角

胸骨角为胸骨柄与体连结处微向前突的横行骨嵴。平对第 4 胸椎下缘,两侧接第 2 肋软骨,体表易于触及,是计数肋的标志。胸骨角平面是主动脉弓起止端、气管杈、左主支气管与食管交叉处以及胸导管由右转向左行的部位。

3. 剑突

剑突为胸骨下端向下的细长突起。上接胸骨体处为剑胸结合,平第 9 胸椎。上端两侧与第7肋软骨相接,下端游离并伸至腹前壁。

4. 锁骨和锁骨下窝

锁骨位于颈静脉切迹两侧,全长均可触及,其中外 1/3 交界处下方有一凹陷为锁骨下窝。此窝深处有腋血管和臂丛通过,在此窝稍外侧锁骨下方一横指处,可摸到肩胛骨的喙突。

5. 肋弓和胸骨下角

在胸壁的下界可摸到肋弓,是肝、脾触诊的标志,其最低点平第 2～3 腰椎间。两侧肋弓与剑胸结合共同围成胸骨下角。剑突与肋弓的交角称为剑肋角,左侧剑肋角是心包穿刺常用的进针部位之一。

6. 乳头

男性乳头一般在锁骨中线与第4肋间隙交界处,女性乳头位置变化较大。

四、标志线

标志线是指通过胸部的垂直线,常用以描述胸部器官的位置(图 4-1)。

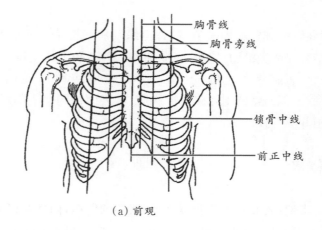

（a）前观

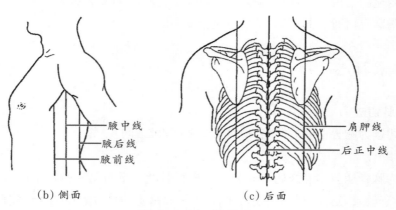

（b）侧面   （c）后面

图 4-1　胸部的标志线

1. 前正中线

前正中线是经胸骨正中所作的垂直线。

2. 胸骨线

胸骨线是经胸骨最宽处外侧缘所作的垂直线。

3. 锁骨中线

锁骨中线是经锁骨中点所作的垂直线。

4. 胸骨旁线

胸骨旁线是经胸骨线与锁骨中线之间中点所作的垂直线。

5. 腋前线和腋后线

腋前线和腋后线是分别经腋前、后襞与胸壁交界处所作的垂直线。

6. 腋中线

腋中线是经腋前、后线之间中点所作的垂直线。

7. 肩胛线

肩胛线是两臂下垂时经肩胛骨下角所作的垂直线。

8. 后正中线

后正中线是经人体后面正中所作的垂直线,相当于各棘突尖的连线。

第二节　胸　壁　和　膈

胸壁的软组织和肌等内容详见第二章第二节的"胸前区"和第八章第二节的"背部的层次结构",本节只描述胸壁深层次的结构。

一、肋间隙结构

肋间隙内含有三层肋间肌、肋间后血管和肋间神经等结构(图 4-2、图 4-3)。

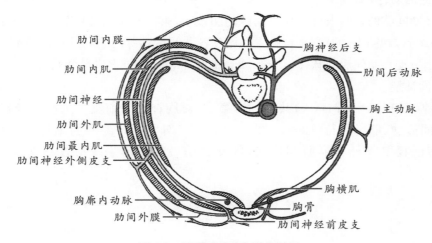

图 4-2　肋间后动脉和肋间神经

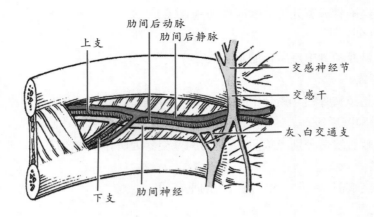

图 4-3　肋间后血管和肋间神经

（一）肋间肌

肋与肋之间的间隙称为肋间隙，肋间隙内有三层肋间肌，从外到内依次为肋间外肌、肋间内肌和肋间最内肌。肋间外肌的肌纤维斜向前下，在肋间隙前部移行为肋间外膜；肋间内肌的肌纤维走行与肋间外肌垂直，在肋间隙后部移行为肋间内膜；肋间最内肌位于肋间隙的中部，其纤维走行与肋间内肌一致。

（二）肋间血管和神经

肋间内肌和肋间最内肌之间有肋间血管和神经走行，在肋间隙后部行于两肋之间，在肋角处发出分支分别走行于肋沟和下位肋上缘，三者自上而下的排列顺序为静脉、动脉和神经。根据肋间血管和神经在肋间隙的行程，在肋间隙后部行胸膜腔穿刺时应靠近下位肋上缘进针；若沿腋中线进针则在肋间隙中部，以免损伤肋间血管和神经。

1. 肋间后动、静脉

第 1、2 肋间隙的动脉来自锁骨下动脉的肋颈干，第 3～11 对肋间后动脉（posterior intercostal artery）和肋下动脉则来自胸主动脉。各肋间后动脉沿肋间隙自后向前走行，在肋角附近发出下支。肋间后静脉（posterior intercostal vein）与同名动脉伴行。

2. 肋间神经

肋间神经（intercostal nerve）共 11 对，第 12 对胸神经的前支称为肋下神经，这些神经均与肋间后动、静脉伴行（图 4-3、图 4-4）。下 5 对肋间神经和肋下神经从胸壁进入腹壁，分布于腹壁前外侧群肌和皮肤，因此在肋弓附近的手术应注意避免损伤这些神经。

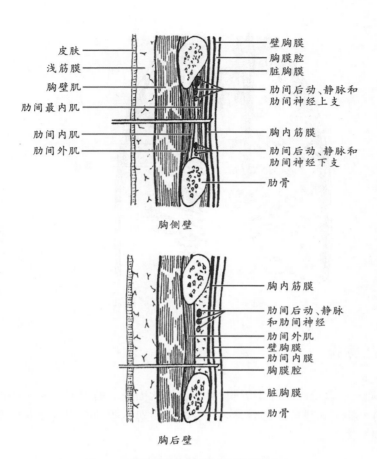

皮肤
浅筋膜
胸壁肌
肋间最内肌
肋间内肌
肋间外肌

壁胸膜
胸膜腔
脏胸膜
肋间后动、静脉和
肋间神经上支
胸内筋膜
肋间后动、静脉和
肋间神经下支
肋骨

胸侧壁

胸内筋膜
肋间后动、静脉
和肋间神经
肋间外肌
壁胸膜
肋间内膜
胸膜腔
脏胸膜
肋骨

胸后壁

图 4-4　胸壁层次及胸膜腔穿刺进针部位

二、胸横肌和胸廓内血管

(一) 胸横肌

胸横肌位于胸前壁的内面,起自胸骨的下部,肌纤维斜向外上附着于第 2～6 肋的内面。

(二) 胸廓内血管

胸廓内动脉(internal thoracic artery)起自锁骨下动脉第一段,在颈部向下经锁骨下静脉的后面,穿胸廓上口进入胸腔,然后沿胸骨侧缘外侧约 1.25 cm 下行,约至第 6 肋间隙处分为肌膈动脉和腹壁上动脉两终末支。此外,胸廓内动脉尚发出心包膈动脉和肋间前支,后者与肋间后动脉分支吻合。胸廓内静脉 1～2 支,与同名动脉伴行(图 4-5)。胸骨旁淋巴结排列于胸廓内血管周围。

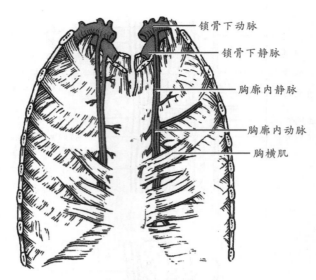

锁骨下动脉

锁骨下静脉

胸廓内静脉

胸廓内动脉

胸横肌

图 4-5　胸廓内血管和胸横肌

三、胸内筋膜

胸内筋膜是一层致密的结缔组织膜,衬于胸廓的内面。筋膜向下覆于膈的上面,称为膈上筋膜;筋膜向上覆于胸膜顶的部分,称为胸膜上膜,对胸膜顶有固定和保护作用。

四、膈

膈(diaphragm)位于胸腔和腹腔之间,封闭胸廓下口,呈右高左低的穹隆状,随呼吸上下运动。其中央部与心包愈着,两侧借胸膜与肺底相邻,右下面与肝右叶和肝左内叶相邻,左下面与肝左外叶、胃和脾毗邻。

膈的中央部为腱膜,较平坦,称为中心腱,周围部为肌性部。根据肌纤维起始部位不同可分为胸骨部、肋部和腰部。胸骨部起自剑突后面;肋部起于下 6 肋;腰部内侧份的肌纤维以左、右脚起自上 2～3 个腰椎体,外侧份纤维起自内、外侧弓状韧带。膈的各部起始点间缺乏肌纤维,常形成肌间裂隙,如胸肋三角、腰肋三角,是膈的薄弱区,也是膈疝的好发部位(图 4-6)。

膈上有三个孔:主动脉裂孔最低,位于膈的左、右脚之间,平对第 12 胸椎,内有主动脉和胸导管穿经;食管裂孔位于主动脉裂孔的左前上方,平对第 10 胸椎,内有食管和迷走神经穿经;腔静脉孔位于食管裂孔的右前上方,平对第 8 胸椎,内有下腔静脉穿经(或右膈神经伴行)。

膈的神经分布:中央部分由膈神经($C_{3\sim5}$前支)支配,其余周围部分由下 6～7 对肋间神经支配。膈神经起自颈丛,在锁骨下动、静脉之间经胸廓上口入胸腔,在心包与纵隔胸膜间下行,经肺根前方到达膈,右侧膈神经穿中心腱或腔静脉孔,左侧膈神经穿膈的肌部。副膈神经的出现概率约为 48%,该神经多在膈神经外侧,经锁骨下静脉后方,下行达胸腔上部并与膈神经汇合。临床上进行膈神经封闭或手术时,应注意副膈神经存在的可能性。

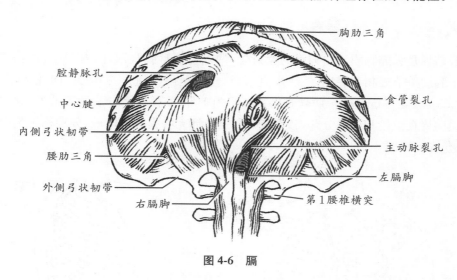

图 4-6　膈

第三节　胸腔器官和结构

一、胸膜及胸膜腔

(一) 胸膜

胸膜(pleura)分为脏胸膜和壁胸膜。脏胸膜包被于肺的表面,与肺紧密结合,并伸入叶间裂。壁胸膜贴附于胸内筋膜内面、膈上面和纵隔侧面,根据其配布部位可分为肋胸膜、膈胸膜、纵隔胸膜和胸膜顶四部分。壁胸膜在脊柱两侧最厚,附着最松,而在心包、膈、第 7 肋以下区域等处附着较紧,此处胸膜也较薄,不易分离。在肺切除手术中,若脏、壁胸膜粘连,可将壁胸膜与胸内筋膜分离,将肺连同壁胸膜一并切除。

(二) 胸膜的神经分布

壁胸膜由肋间神经和膈神经共同支配,脏胸膜则由肺丛的内脏感觉神经支配。

(三) 胸膜腔及胸膜隐窝

脏胸膜与壁胸膜共同围成左、右各一密闭的腔隙,称为胸膜腔(pleural cavity)。脏、壁胸膜在肺根的下方形成肺韧带,有固定肺的作用。胸膜腔是潜在的腔隙,呈负压状态,故壁胸膜与脏胸膜之间大部分互相贴近,但在壁胸膜各部相互移行处,即使深吸气,且肺呈最大限度扩张时,肺的边缘亦不能伸入其内,这些部位称为胸膜隐窝(或胸膜窦)。主要有肋膈隐窝(costodiaphragmatic recess)和肋纵隔隐窝(costomediastinal recess),前者是胸膜腔的最低点,胸膜腔积液首先积聚于此处。

(四) 胸膜反折线的体表投影

胸膜前界是纵隔胸膜与肋胸膜的反折处,两侧均起自胸膜顶,向内下经胸锁关节后方,行至第 2 胸肋关节处相互靠近,然后垂直下行,左侧至第 4 胸肋关节处斜向外下,在距胸骨左缘约 2.5 cm 处下行至第 6 肋软骨后方移行为下界;右侧在第 6 胸肋关节处移行为下界。两侧胸膜前界在上段和下段分开,各形成一个三角形无胸膜覆盖区域,分别称为胸腺区和心包区(心包裸区)(图 4-7)。

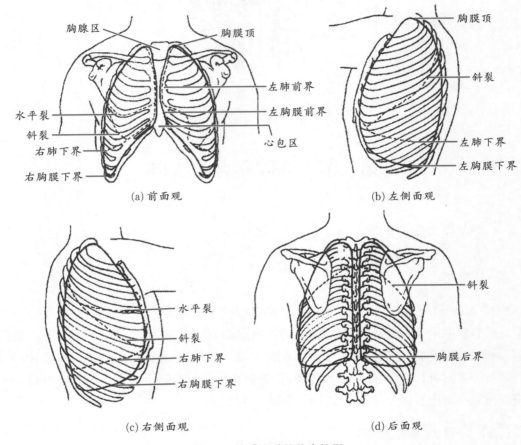

图 4-7　胸膜和肺的体表投影

二、肺

肺(lungs)的一般形态已在系统解剖学中详述。

(一) 肺门和肺根

肺门(hilum of lung)位于两肺的纵隔面中部,是主支气管,肺动脉,肺静脉,支气管动、静脉,淋巴管和神经等的出入处,也称第一肺门,此处有肺门淋巴结。各肺叶支气管和肺血管的分支或属支等出入肺叶的部位则称为第二肺门(图 4-8)。

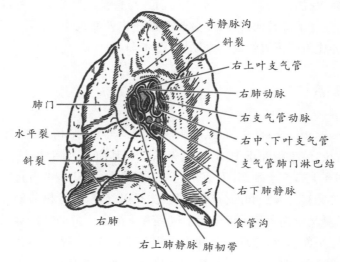

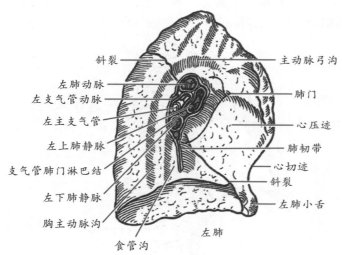

图 4-8　肺的纵隔面和肺根

肺根(root of lung)为出入肺门的结构被胸膜包裹而形成。两肺根内的结构排列自前向后分别为上肺静脉、肺动脉、主支气管和下肺静脉。自上而下,右肺为上叶支气管,肺动脉,中、下叶支气管和肺静脉;左肺为肺动脉、主支气管和肺静脉。两肺根的前方有膈神经和心包膈血管,后方有迷走神经,下方有肺韧带;右肺根前方有上腔静脉,后方和上方有奇静脉;左肺根后方有胸主动脉,上方有主动脉弓跨过(图 4-10、图 4-11)。

(二) 肺的淋巴

肺的淋巴管较为丰富,可分浅、深两组。浅组位于脏胸膜的深面,深组位于肺内各级支气管的周围。浅、深两组淋巴管在肺门处交汇,入支气管肺门淋巴结。除此之外,肺的淋巴结尚包括位于肺内支气管周围的肺淋巴结(图 4-8)。

101

（三）肺的体表投影

肺尖的体表投影与胸膜顶相同,肺的前界与胸膜前界基本一致,仅在左侧第 4 胸肋关节处,沿第 4 肋软骨下缘转向外侧,至胸骨旁线稍内侧转向下,至第 6 肋软骨中点处移行为下界。肺的下界比胸膜下界约高 2 个肋序(图 4-7)。

三、纵隔

纵隔(mediastinum)是左、右纵隔胸膜之间的器官、结构和结缔组织的总称。纵隔上窄下宽,前短后长,位于胸腔正中偏左,呈矢状位。其前界为胸骨,后方为脊柱,两侧为纵隔胸膜,向上经胸廓上口连于颈部,下为膈。当一侧发生气胸时,可引起纵隔移位。

纵隔的分部有三分法和四分法。三分法是以气管、气管杈前壁和心包后壁为界分为前、后纵隔,前纵隔又以胸骨角平面分为上纵隔和下纵隔。解剖学通常采用四分法,以胸骨角和第 4 胸椎下缘平面为界,将纵隔分为上纵隔和下纵隔,下纵隔又以心包的前、后壁为界分为前、中、后纵隔三部(图 4-9)。前纵隔位于胸骨后面与心包前壁之间;中纵隔为心、心包和出入心的大血管根部所占据的区域;后纵隔位于心包后壁与脊柱之间。

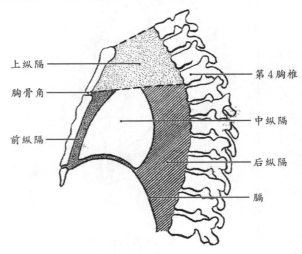

图 4-9　纵隔的分部

（一）上纵隔

上纵隔的器官和结构自前向后可分为三层,依次为:前层有胸腺、头臂静脉、上腔静脉;中层有主动脉弓及其分支、膈神经、迷走神经;后层有气管、食管、胸导管、左喉返神经等(图 4-10、图 4-12)。

1. 胸腺

胸腺(thymus)位于胸骨后面,上达胸廓上口,儿童甚至可延伸入颈根部,后方附于心包和大血管前面。胸腺肿大时可向后压迫气管、头臂静脉和主动脉弓,甚至食管,出现紫绀、呼吸和吞咽困难。

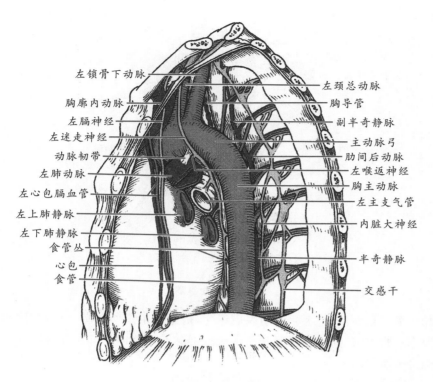

左锁骨下动脉
胸廓内动脉
左膈神经
左迷走神经
动脉韧带
左肺动脉
左心包膈血管
左上肺静脉
左下肺静脉
食管丛
心包
食管

左颈总动脉
胸导管
副半奇静脉
主动脉弓
肋间后动脉
左喉返神经
胸主动脉
左主支气管
内脏大神经
半奇静脉
交感干

图 4-10 纵隔左侧面

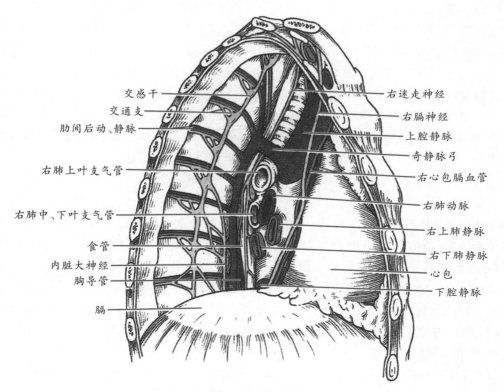

交感干
交通支
肋间后动、静脉
右肺上叶支气管
右肺中、下叶支气管
食管
内脏大神经
胸导管
膈

右迷走神经
右膈神经
上腔静脉
奇静脉弓
右心包膈血管
右肺动脉
右上肺静脉
右下肺静脉
心包
下腔静脉

图 4-11 纵隔右侧面

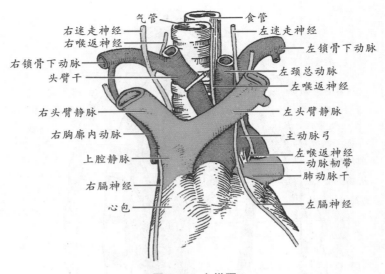

图 4-12　上纵隔

胸腺随年龄增长而发育,至青春期以后退化,被脂肪组织所代替,成为胸腺剩件。胸腺的动脉主要来自胸廓内动脉,伴行静脉汇入头臂静脉或胸廓内静脉。其淋巴管注入纵隔前淋巴结或胸骨旁淋巴结。

2. 上腔静脉及其属支

上腔静脉(superior vena cava)由左、右头臂静脉在右侧第 1 胸肋结合处汇合而成,沿第 1～2 肋间隙前端的后面下行,穿心包至第 3 胸肋关节下缘注入右心房,长约 7 cm。该静脉右侧有右膈神经、心包膈血管和纵隔胸膜;左侧有升主动脉和主动脉弓;前方有胸膜和肺;后方有气管、右迷走神经和奇静脉,奇静脉在右肺根上方向前注入上腔静脉(图 4-11)。

头臂静脉由锁骨下静脉和颈内静脉在胸锁关节后方汇合而成(图 4-12)。右头臂静脉为 2～3 cm,其后方有右迷走神经,内后方有头臂干。左头臂静脉为 6～7 cm,位于胸骨柄和胸腺后方,斜向右下越过主动脉弓的三大分支前面,有时高于胸骨柄,贴在气管颈部前面,尤以儿童多见,故进行气管切开术时,应注意高位左头臂静脉存在的可能。

3. 主动脉弓及其分支

主动脉弓(aortic arch)在右侧第 2 胸肋关节后方接升主动脉,呈弓形弯向左后,至脊柱左侧第 4 胸椎下缘延续为胸主动脉。弓的上缘位于胸骨柄中部或稍上方,自左向右发出左锁骨下动脉、左颈总动脉、头臂干。主动脉弓左前方有左纵隔胸膜、肺、左膈神经、心包膈血管、迷走神经及其发出的心支等。左膈神经和迷走神经在主动脉弓与纵隔胸膜间下行,两神经间尚有来自左迷走神经和左颈交感干的心支,向下形成心浅丛;右后方有气管、食管、左喉返神经、胸导管和心深丛。主动脉弓和三大分支根部前方有左头臂静脉和胸腺,下方有肺动脉、动脉韧带、左喉返神经、左主支气管和心浅丛。

4. 气管胸部和支气管

气管胸部(thoracic part of trachea)位于上纵隔中央,前方有胸腺、左头臂静脉、主动脉弓及其分支、心丛、头臂干。气管长度和粗细因年龄和性别而异,成年女性的全长平均为 12.11 cm,男性平均为 13.60 cm。

104

气管胸部上端平第 7 颈椎下缘,下端平胸骨角高度分为左、右主支气管,分叉处称为气管杈。右主支气管平第 5 胸椎体高度进入右肺,其前方有升主动脉、右肺动脉和上腔静脉,后上方有奇静脉弓。左主支气管平第 6 胸椎高度进入左肺,其前方有左肺动脉,后方有胸主动脉,上方有主动脉弓跨过其中段。

5. 气管旁淋巴结和气管支气管淋巴结

气管旁淋巴结位于气管的两侧,气管支气管淋巴结位于气管杈和主支气管周围,其输出淋巴管和纵隔前淋巴结、胸骨旁淋巴结的输出淋巴管汇合形成支气管纵隔干。

(二) 下纵隔

1. 前纵隔

前纵隔较为狭窄,仅有少量疏松结缔组织和纵隔前淋巴结,以及胸腺(或胸腺剩件)下部。

2. 中纵隔

中纵隔内主要有心包、心和出入心的大血管根部、膈神经及心包膈血管等(图 4-10、图 4-11)。

(1) 心包

心包(pericardium)可分为外层的纤维心包和内层的浆膜心包。纤维心包坚韧而缺乏伸展性,当心包腔积液时,腔内压力升高,可压迫心脏。浆膜心包分为脏层、壁层,壁层与纤维心包紧密愈着,在出入心大血管根部稍上方反折为脏层,脏层即心外膜。患慢性炎症时,脏、壁两层可粘连愈着,进而限制心脏收缩和舒张。浆膜心包脏、壁层围成的狭窄而密闭的腔隙称为心包腔,内有少量浆液。浆膜心包的脏、壁两层反折处形成的间隙称为心包窦。位于升主动脉、肺动脉与上腔静脉、左心房之间的间隙称为心包横窦,其大小可容一指,是心血管手术阻断血流的部位。位于两侧肺静脉、下腔静脉、左心房后壁与心包后壁之间的间隙称为心包斜窦,心包腔积液积聚于此而不易引流。位于心包前壁与下壁反折处的间隙称为心包前下窦,深 1~2 cm,是心包腔的最低位,坐位时心包积液常先积聚于此处(图 4-13)。

心包前壁隔胸膜和肺与胸骨和肋相邻,但在左侧第 4~6 肋软骨后方无胸膜和肺遮挡,心包直接贴邻胸廓前壁,称为心包裸区,可经此部位进行心包腔穿刺术。心包两侧邻接纵隔胸膜,并有膈神经和心包膈血管行于二者之间。心包后面有主支气管、食管、胸导管、胸主动脉、奇静脉和半奇静脉等。心包下面邻下腔静脉和膈,上方有升主动脉、肺动脉干和上腔静脉。

(2) 心与大血管根及其体表投影

心(heart)位于中纵隔内,外有心包包裹,前方为胸骨和第 2~6 肋软骨,后方平对第 5~8 胸椎,约 2/3 位于前正中线左侧。心底朝向右后上方,有上、下腔静脉和四条肺静脉相连。心尖位于左前下方,由左心室构成,其体表投影位于左侧第 5 肋间隙锁骨中线内侧 1~2 cm。心表面有 4 条沟分隔 4 个心腔,分别为冠状沟、前室间沟、后室间沟、房间沟。

在心底部,升主动脉位于中间,肺动脉位于左前方,上腔静脉在右侧,下腔静脉位于右后下方,右肺静脉经上腔静脉和右心房的后方向左连于左心房,左肺静脉在胸主动脉前方连于左心房(图 4-14)。

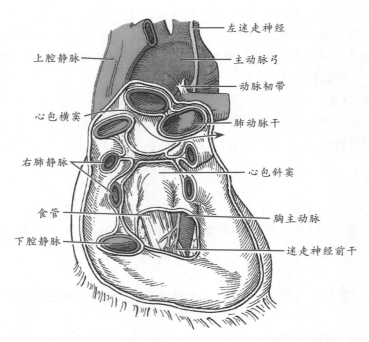

左迷走神经
上腔静脉
主动脉弓
动脉韧带
心包横窦
肺动脉干
右肺静脉
心包斜窦
食管
胸主动脉
下腔静脉
迷走神经前干

图 4-13　心包和心包窦

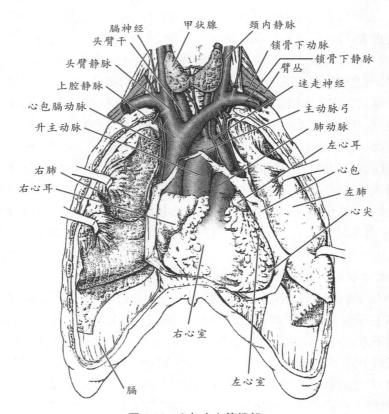

膈神经
甲状腺
颈内静脉
头臂干
锁骨下动脉
头臂静脉
锁骨下静脉
上腔静脉
臂丛
心包膈动脉
迷走神经
升主动脉
主动脉弓
肺动脉
右肺
左心耳
右心耳
心包
左肺
心尖
右心室
左心室
膈

图 4-14　心与大血管根部

心的体表投影用四点的连线表示：右上点在右侧第 3 肋软骨上缘，距胸骨右缘 1 cm；右下点在右侧第 6 胸肋关节处；左下点在左侧第 5 肋间隙，锁骨中线内侧 1～2 cm；左上点在左侧第 2 肋软骨下缘，距胸骨侧缘 1.2 cm。右上、下点间向右微凸的弧线为心右界，左、右下点的连线为心下界，左上、下点的连线微向左凸为心左界，左、右上点的连线为心上界（图 4-15）。

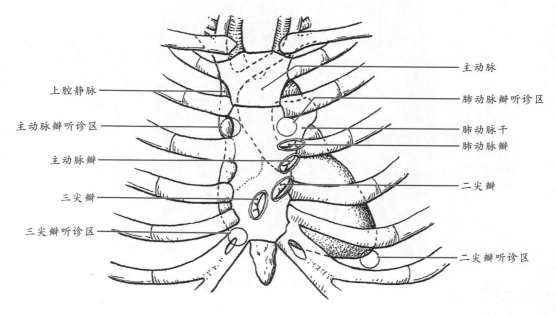

图 4-15　心的体表投影

（3）膈神经

膈神经（phrenic nerve）在锁骨下动、静脉之间经胸廓上口进入胸腔，伴心包膈血管下行，经肺根前方，在纵隔胸膜与心包之间向下至膈（图 4-10、图 4-12）。

3. 后纵隔

后纵隔内有食管胸部、胸主动脉、胸导管、奇静脉、半奇静脉、副半奇静脉、迷走神经、胸交感干、纵隔后淋巴结等结构（图 4-12、图 4-16）。

（1）食管胸部

食管胸部（thoracic part of esophagus）位于上纵隔后部和后纵隔，长 18～20 cm，自胸廓上口进入上纵隔后部，走行于气管与脊柱之间稍偏左侧，向下经气管杈后方，逐渐位于中线，在胸主动脉右侧沿心包下行至第 7 胸椎高度又偏左侧，在胸主动脉前方向左前下行，至第 10 胸椎高度穿膈的食管裂孔续为食管腹部。解剖学以气管杈下缘为界将食管胸部分为胸上段和胸下段，上段位于胸主动脉右侧，下段位于胸主动脉前方。临床则以主动脉弓上缘和肺下静脉下缘为标志，把食管分为上、中、下三段。矢状位上，食管凸向后方，与脊柱胸曲一致；冠状位上，食管上、下段偏左，中段偏右，呈现两个轻度侧曲（图 4-17）。

食管前方有气管、气管杈、左喉返神经、左主支气管、右肺动脉、心包、左心房和膈。左主支气管在平第 4、5 胸椎间跨过食管前方向左，此处为食管的第二狭窄，异物常滞留此处，也

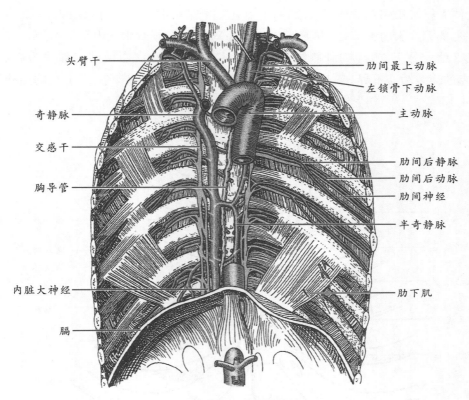

头臂干
肋间最上动脉
左锁骨下动脉
奇静脉
主动脉
交感干
胸导管
肋间后静脉
肋间后动脉
肋间神经
半奇静脉
内脏大神经
肋下肌
膈

图 4-16　后纵隔结构

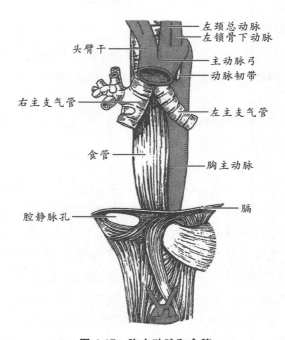

左颈总动脉
左锁骨下动脉
头臂干
主动脉弓
动脉韧带
右主支气管
左主支气管
食管
胸主动脉
腔静脉孔
膈

图 4-17　胸主动脉和食管

是肿瘤的好发部位。在第 5 胸椎以下,食管与左心房相邻,左心房扩大可压迫食管。食管后方有脊柱胸段及其与食管间的食管后间隙,内有奇静脉、半奇静脉、副半奇静脉、胸导管、胸主动脉和右肋间后动脉。左侧有左颈总动脉、左锁骨下动脉、主动脉弓末段、胸主动脉、胸导管上份和左纵隔胸膜。右侧有奇静脉弓和右纵隔胸膜。此外,在食管两侧有迷走神经绕肺根后方下行,左侧向下至食管前面,右侧至食管后面,分别形成食管前、后丛,由丛发出食管支至食管,其余纤维继续向下合成迷走神经前、后干,经食管裂孔至腹腔。

食管胸部上段的动脉主要来自上部肋间后动脉和支气管动脉,下段的动脉主要来自胸主动脉的食管支。食管壁内静脉丰富,在黏膜下层和食管周围吻合成丛,称为食管静脉丛,由丛汇成数条食管静脉,注入奇静脉、半奇静脉或副半奇静脉,食管静脉丛向下与胃左静脉吻合。食管胸部上段的淋巴管注入气管支气管淋巴结和气管旁淋巴结,胸部下段的淋巴管注入纵隔后淋巴结和胃左淋巴结。尚有部分淋巴管可直接注入胸导管。

（2）胸主动脉

胸主动脉(thoracic aorta)平第 4 胸椎体下缘,续接主动脉弓,在脊柱左侧下行,渐转至脊柱前方,至第 12 胸椎水平处穿膈的主动脉裂孔进入腹腔延续为腹主动脉。胸主动脉前方有心包、左肺根和食管,后方有半奇静脉和副半奇静脉,右侧有奇静脉和胸导管,左侧与纵隔胸膜相邻(图 4-16、图 4-17)。

（3）胸导管

胸导管(thoracic duct)平第 12 胸椎处起自乳糜池,向上经膈的主动脉裂孔入胸腔,在胸主动脉与奇静脉之间上行,至第 5 胸椎高度斜行向左,沿食管左缘与左纵隔胸膜之间上行至颈根部弯向前上注入左静脉角(图 4-16)。因胸导管上段与左纵隔胸膜相邻,下段与右纵隔胸膜相邻,故胸导管上段损伤常合并左纵隔胸膜破损,淋巴液流入胸膜腔而引起左侧乳糜胸,下段损伤则可引起右侧乳糜胸。

（4）奇静脉、半奇静脉和副半奇静脉

奇静脉(azygos vein)起自右腰升静脉,半奇静脉起自左腰升静脉,分别行于脊柱的右前方和左前方。奇静脉在第 4 胸椎高度位于右肺根上方,弓形向前注入上腔静脉,沿途收纳食管静脉、右肋间后静脉、支气管静脉及半奇静脉等。半奇静脉在第 8 胸椎高度经胸主动脉和食管后方向右越过脊柱,注入奇静脉,收纳左下部肋间后静脉和副半奇静脉。副半奇静脉沿胸椎左侧下行,注入半奇静脉或奇静脉,收纳左上部肋间后静脉(图 4-16)。

（5）迷走神经

迷走神经(vagus nerve)经胸廓上口进入胸腔后,在肺根后方伴随食管下行。右迷走神经渐转至食管后方,左迷走神经渐转至食管前方,二者的分支分别构成食管后丛和食管前丛,与交感干的分支在食管下段合成迷走神经后干和迷走神经前干,经膈的食管裂孔进入腹腔(图 4-10、图 4-11)。

（6）胸交感干

胸交感干(thoracic sympathetic trunk)位于脊柱的两侧,即奇静脉和半奇静脉的后外方。每侧胸交感干由 10～12 个胸交感神经节及节间支组成(图 4-10、图 4-11、图 4-16)。胸交感干借交通支与肋间神经相连,其中上 5 对胸交感神经节发出的节后纤维参与构成心丛、肺丛、食管丛等;由第 6～9 胸交感神经节穿出的节前纤维组成内脏大神经,穿膈脚终于腹腔神经节;由第10～12胸交感神经节穿出的节前纤维组成内脏小神经,穿膈脚终于主动脉肾节。

（7）纵隔后淋巴结

纵隔后淋巴结位于心包后面,食管胸部和胸主动脉周围,收纳膈后部、胸腔后部及肝的淋巴,其输出管大多直接注入胸导管。

附录　胸部的解剖操作

一、尸位

尸体取仰卧位。

二、摸认体表标志

体表标志有:颈静脉切迹、胸骨角、剑突、肋弓、胸骨下角、剑肋角。

三、解剖胸前壁

1. 翻开胸上肢肌

将胸大肌、胸小肌翻向外侧(解剖上肢时,此二肌已切断)。沿前锯肌的各个起点将此肌逐渐剥离。

2. 解剖肋间肌

在肋间隙前部,沿第3或第4肋软骨下缘剪开肋间外膜,暴露深面的肋间内肌。从胸骨侧缘向后至腋中线,逐层切断肋间肌,观察其纤维走向。

3. 打开胸前壁

① 清除第1、2肋间隙,暴露其内面的胸膜壁层。手指伸入此肋间隙后将胸膜壁层轻轻推开,使之与胸壁分离;插入肋骨剪,剪断第1、2肋。然后,沿腋中线逐一向下剪断第3～10肋。② 从胸骨柄处提起胸前壁,沿胸骨侧缘寻找胸廓内动、静脉,将其剪断。③ 用手轻轻分离胸膜壁层,将胸前壁完全向下翻开,操作时注意不要被剪断的肋骨断面刺伤手,避免折断胸骨或肋软骨。

4. 剖查胸前壁内面

在胸骨两侧观察胸廓内血管的走行,并将之分离,沿该血管可见数个胸骨旁淋巴结。在胸前壁内面的下部,观察胸横肌的形态、位置和纤维走向。

四、探查胸膜腔和肺

1. 探察胸腔结构配布

胸腔的中部为纵隔,两侧为胸膜、胸膜腔及肺。两侧胸膜前界在上、下方分别形成胸腺区和心包区。观察胸膜在各部的配布,若探查胸膜顶困难,可在肺取出后进行。

2. 探查胸膜隐窝

在肋胸膜上做一切口,手指伸入打开的胸膜腔首先探查胸膜各部,然后在肋胸膜与膈胸膜反折处探查肋膈隐窝,在左侧肋胸膜与纵隔胸膜反折处探查左肋纵隔隐窝。注意在探查肋膈隐窝时,勿被肋骨断端刺伤手。

3. 探查肺

打开壁胸膜后首先观察肺的形态和位置。在两肺根处触摸并观察肺根和肺韧带,分离肺根内的结构,辨认其排列关系。切断肺根和肺韧带,注意切勿损伤行于肺根前方的膈神经和后方的迷走神经。将两肺取出,观察并比较两肺形态的异同点。

五、解剖肋间隙后部

在胸后壁剥离第4或第5肋间隙后部的肋胸膜和胸内筋膜,分离肋间后血管和肋间神经,并观察它们的走行及排列关系。

六、解剖纵隔

1. 观察纵隔侧面

纵隔右侧面观:右肺根在中部,其前下方为心包,肺根前方有膈神经和心包膈血管,肺根后方有迷走神经、食管、奇静脉、交感干、内脏大神经、内脏小神经,肺根上方有奇静脉弓、右头臂静脉、上腔静脉、气管和食管。右喉返神经勾绕右锁骨下动脉上行入颈部。

纵隔左侧面观:左肺根在中部,前下方为心包,前方有膈神经和心包膈血管,后方有迷走神经、胸主动脉、交感干、内脏大神经、内脏小神经,上方有主动脉弓、左颈总动脉和左锁骨下动脉。左喉返神经勾绕主动脉弓上行入颈部。

2. 探查上纵隔

① 观察胸腺的形态、位置和毗邻,点认纵隔前淋巴结。成人的胸腺大部分已被脂肪组织代替。

② 观察左、右头臂静脉,上腔静脉及其属支,比较两侧头臂静脉的不同。

③ 在奇静脉注入上腔静脉处的上方,将上腔静脉切断,连同左、右头臂静脉向上翻起。观察主动脉弓及其发出的三大分支。

④ 观察在左肺动脉起始部与主动脉弓之间连有的动脉韧带。

⑤ 在主动脉弓左前方查找左膈神经,在上腔静脉右侧查找右膈神经。

⑥ 在主动脉弓左前方偏后处,寻找并分离左迷走神经及左喉返神经。在右锁骨下动脉

前方查找右迷走神经及右喉返神经。

⑦ 向前牵开主动脉弓,清理结缔组织以显露气管,观察其位置、毗邻和左、右主支气管的差异。

3. 探查下纵隔

① 探查心包窦:在心包前壁上部做"U"形切口,将心包前壁翻向下,观察心包的范围。心包向上延续为升主动脉、肺动脉干和上腔静脉的外膜,下方与膈愈合。用手指伸入肺动脉和升主动脉后方、左心房与上腔静脉前方,探查心包横窦。把心尖提起,将手指伸入心后探查左心房后壁,左、右肺静脉,下腔静脉与心包后壁之间的心包斜窦。用手指在心包前壁与下壁的反折处探查心包前下窦。

② 打开心包后观察心的外形、位置和毗邻。

③ 取心:在心包上方,切断升主动脉,在奇静脉注入上腔静脉处切断奇静脉(上腔静脉已切断),沿膈的上面用刀分离心包与中心腱并切断下腔静脉,将心取出。

④ 探查后纵隔:观察食管和胸主动脉的行程和毗邻关系。将食管牵向左侧,观察胸导管的行程和毗邻。查看位于脊柱两旁的奇静脉、半奇静脉和副半奇静脉。探查交感干胸部的行程和内脏大神经、内脏小神经。

(赵健 王薇)

第五章

腹　部

第一节　概　述

腹部(abdomen)居于胸部和盆部之间,包括腹壁、腹腔和腹腔内容物。

一、境界与分区

(一) 境界

腹部上界为胸骨剑突、肋弓、第 11 肋前端及第 12 肋下缘至第 12 胸椎棘突的连线;下界为耻骨联合上缘、耻骨嵴、耻骨结节、腹股沟及髂嵴至第 5 腰椎棘突的连线。腹壁以腋后线为界,分为腹前外侧壁和腹后壁。

(二) 分区

一般来说,腹部可划分为 9 个区(图 5-1)。经过两侧肋弓最低点所作的肋下平面和经过左、右髂结节所作的结节间平面将腹部分为上、中、下 3 部,再经左、右腹股沟韧带中点所作

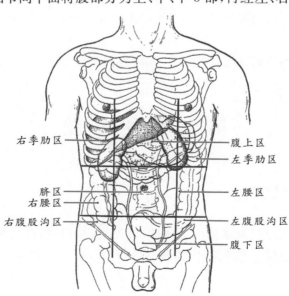

右季肋区　　　　　　　　　　　腹上区

　　　　　　　　　　　　　　左季肋区

脐区　　　　　　　　　　　　　左腰区
右腰区

右腹股沟区　　　　　　　　　　左腹股沟区

　　　　　　　　　　　　　　腹下区

图 5-1　腹部分区

的 2 个矢状面,将腹部分为 9 个区:上腹部中间的腹上区和两侧的左、右季肋区;中腹部中间的脐区和两侧的左、右腰区(外侧区);下腹部中间的腹下区和为左、右腹股沟区(髂区)。

二、结构概况

腹前外侧壁由皮肤、筋膜、肌层构成。

腹后壁由皮肤、筋膜、脊柱、腰方肌和腰大肌等构成。

腹壁和膈围成腹腔,腹腔内器官及结构众多,容纳消化系统的大部分器官、泌尿系统的部分器官、脾、肾上腺以及血管、神经和淋巴等。

三、体表标志

1. 胸骨下角

两侧肋弓之间的夹角为胸骨下角,剑突将其分为左、右剑肋角。

2. 腹白线

腹白线位于两侧腹直肌之间,腹前正中线的深面。

3. 脐

脐位于腹前正中线中点的稍下方,相当于第 3、4 腰椎之间。

4. 耻骨联合上缘、耻骨嵴、耻骨结节

耻骨联合上缘易于触及,为小骨盆上口的重要标志。沿耻骨联合上缘向外侧可触及耻骨嵴,耻骨嵴外侧端的骨性突起为耻骨结节。

5. 髂嵴、髂前上棘、髂结节

髂嵴全长均可触及,髂嵴的前端为髂前上棘,在髂前上棘后外侧约 5 cm 处,髂嵴向外最突出处为髂结节。两侧髂嵴最高点的连线平第 4 腰椎的棘突。

6. 腹股沟

腹股沟为腹前壁与股部交界处的浅沟,其深方有腹股沟韧带。

第二节 腹 壁

一、腹前外侧壁

腹前外侧壁的层次由浅至深依次为皮肤、浅筋膜、肌层、腹横筋膜、腹膜外筋膜和壁腹膜。腹股沟区位于腹前壁下部的两侧,为腹壁的薄弱区域。腹股沟管为腹股沟区腹壁肌层间的裂隙。

（一）浅层结构

腹壁皮肤薄而富有弹性。

浅筋膜在脐平面以上为一层；在脐平面以下分为浅、深两层。浅层含脂肪组织，称为脂肪层（Camper 筋膜）。深层富含弹性纤维，称为膜性层（Scarpa 筋膜）。膜性层向内侧至中线处附于腹白线，向下在腹股沟韧带下方约一横指处附于大腿深筋膜，向内下与阴囊肉膜和会阴浅筋膜（Colles 筋膜）相续。

浅筋膜内含浅血管、浅淋巴管和皮神经。

1. 浅动脉

腹前外侧壁浅筋膜内的浅动脉上半部细小，主要为肋间后动脉和腹壁上动脉的分支。下半部有发自股动脉的腹壁浅动脉（superficial epigastric artery）和旋髂浅动脉（superficial iliac circumflex artery），这两条较大的浅动脉行于浅筋膜的两层之间，并有同名静脉伴行。

2. 浅静脉

腹前外侧壁的浅静脉较丰富，且彼此吻合，在脐区吻合成脐周静脉网。脐平面以上的浅静脉经胸腹壁静脉汇入腋静脉；脐平面以下的浅静脉经腹壁浅静脉或旋髂浅静脉汇入大隐静脉（图 5-2）。

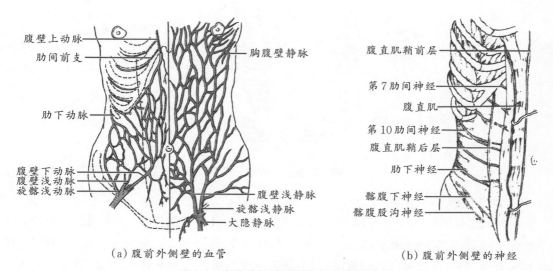

（a）腹前外侧壁的血管　　　　　（b）腹前外侧壁的神经

图 5-2　腹前外侧壁的浅血管和皮神经

3. 浅淋巴管

脐平面以上的腹前外侧壁的浅淋巴管注入腋淋巴结，脐平面以下的腹前外侧壁的浅淋巴管注入腹股沟浅淋巴结。

4. 皮神经

腹前外侧壁的皮神经发自下 6 对胸神经和第 1 腰神经的前支，在腋中线处发出外侧皮支穿腹外斜肌浅出，在正中线两侧发出前皮支穿腹直肌鞘前层浅出。髂腹股沟神经和髂腹下神经的终支分别在腹股沟管浅环及上方浅出，分布于浅环附近的皮肤（图 5-2）。

皮神经在腹前外侧壁的分布具有明显的节段性：T_6 分布于剑突平面；T_8 分布于肋弓平

面；T$_{10}$分布于脐平面；T$_{12}$分布于脐与耻骨联合连线中点平面。临床上常依据腹壁皮肤感觉障碍的平面来判断脊柱或脊髓病变的部位。

(二) 肌层

腹前外侧壁的肌包括位于前正中线两侧的腹直肌和外侧的腹外斜肌、腹内斜肌、腹横肌（图 5-3）。

1. 腹直肌

腹直肌（rectus abdominis）位于腹白线两侧，居腹直肌鞘中，呈上宽下窄的带状，起自耻骨联合和耻骨嵴，向上止于剑突和第 5～7 肋软骨的前面。肌的全长被 3～4 条横向的腱划分隔成 4～5 个肌腹。

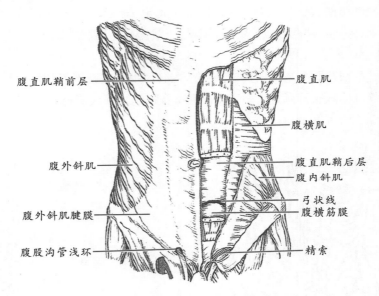

图 5-3　腹前外侧壁浅层肌

2. 腹外斜肌

腹外斜肌（obliquus externus abdominis）位于腹前外侧壁浅层，以 8 个肌齿起自下位 8 个肋骨的外面，肌束斜向前下，后部肌束止于髂嵴前部，其余部分肌束向内下移行为腱膜，经腹直肌前面，参与构成腹直肌鞘前层，再至前正中线与对侧的同名腱膜结合，参与构成腹白线（图 5-4）。腹外斜肌腱膜下缘卷曲增厚，连于髂前上棘与耻骨结节之间，称为腹股沟韧带（inguinal ligament）。此韧带内侧端一小部分纤维向后下方折转，附于耻骨梳，转折处形成腔隙韧带，该韧带向外侧延为耻骨梳韧带；另有部分反转向内上移行于腹直肌鞘前层，称为反转韧带（图 5-5）。在耻骨结节外上方，腹外斜肌腱膜有一个内三角形裂孔，称为腹股沟管浅环（皮下环）（图 5-3）。

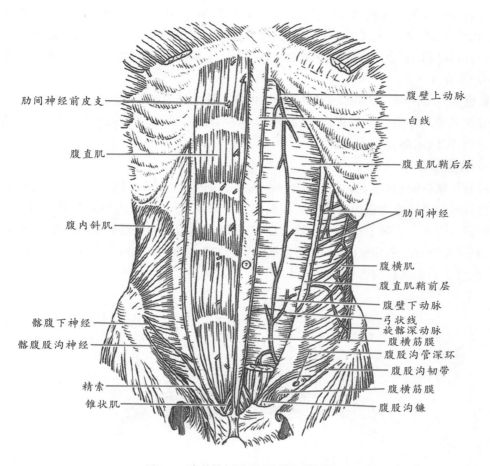

肋间神经前皮支

腹直肌

腹内斜肌

髂腹下神经

髂腹股沟神经

精索

锥状肌

腹壁上动脉

白线

腹直肌鞘后层

肋间神经

腹横肌

腹直肌鞘前层

腹壁下动脉

弓状线

旋髂深动脉

腹横筋膜

腹股沟管深环

腹股沟韧带

腹横筋膜

腹股沟镰

图 5-4　腹前外侧壁深层肌与血管神经

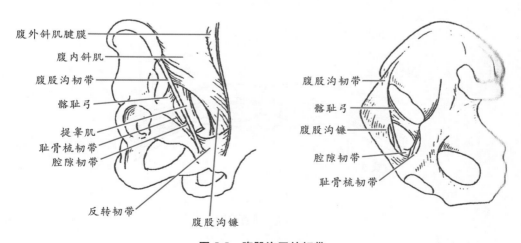

腹外斜肌腱膜

腹内斜肌

腹股沟韧带

髂耻弓

提睾肌

耻骨梳韧带

腔隙韧带

反转韧带

腹股沟镰

腹股沟韧带

髂耻弓

腹股沟镰

腔隙韧带

耻骨梳韧带

图 5-5　腹股沟区的韧带

3. 腹内斜肌

腹内斜肌(obliquus internus abdominis)位于腹外斜肌深面,起自胸腰筋膜、髂嵴和腹股沟韧带的外侧 1/2,肌束斜向前上方呈扇形,后部肌束止于下 3 位肋,余部向前移行为腱膜,至腹直肌外侧缘处分为前、后两层包裹腹直肌,分别参与构成腹直肌鞘前、后层,在前正中线参与构成腹白线(图5-3、图5-4)。腹内斜肌下缘呈弓形越过精索(子宫圆韧带)后移行为腱膜,与腹横肌腱膜结合形成腹股沟镰(inguinal falx),又称联合腱,止于耻骨梳的内侧端。

4. 腹横肌

腹横肌(transversus abdominis)位于腹内斜肌深面,起自下6位肋内面、胸腰筋膜、髂嵴和腹股沟韧带的外侧1/3,肌束横向前移行为腱膜,经腹直肌后方至腹白线,参与构成腹直肌鞘的后层、腹股沟镰和腹白线。

5. 腹直肌鞘

腹直肌鞘(sheath of rectus abdominis)位于腹前壁,包裹腹直肌,分前、后两层(图5-6):前层由腹外斜肌腱膜与腹内斜肌腱膜的前层愈合而成;后层由腹内斜肌腱膜的后层与腹横肌腱膜愈合而成。在脐下4~5 cm处,腹内斜肌腱膜的后层和腹横肌腱膜转至腹直肌前面,参与构成鞘的前层,鞘后层缺如,其游离下缘呈凸向上的弧线,称为弓状线或半环线,在此线以下,腹直肌后面直接与腹横筋膜相贴。

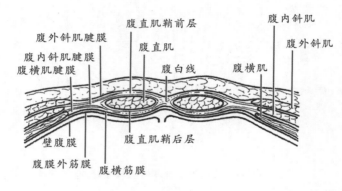

(a) 弓状线以上断面

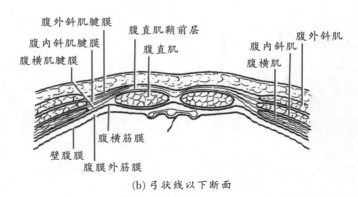

(b) 弓状线以下断面

图5-6 腹直肌鞘

6. 腹白线

腹白线(linea alba of abdomen)位于前正中线上,剑突与耻骨联合之间,由3对扁肌的腱膜交织而成。腹白线较坚韧且血管少,其中部脐环是腹前壁的薄弱部位之一。

（三）深筋膜

腹前外侧壁的深筋膜随肌层的配布而分层。位于腹横肌及其腱膜深面的称为腹横筋膜，为腹内筋膜的一部分。腹横筋膜与壁腹膜之间富有脂肪组织，称为腹膜外组织，也称为腹膜外脂肪或腹膜外筋膜。

（四）深部血管、淋巴和神经

1. 动脉

在腹直肌与腹直肌鞘后层之间有腹壁上动脉、腹壁下动脉（图 5-4），腹壁下动脉的体表投影为腹股沟韧带中、内 1/3 交点至脐的连线。在腹内斜肌和腹横肌之间有 5 对肋间后动脉、肋下动脉和腰动脉。

2. 静脉

腹壁的深静脉与同名动脉伴行。

3. 淋巴

腹壁上部的深淋巴管注入肋间淋巴结和胸骨旁淋巴结，中部的注入腰淋巴结，下部的注入髂外淋巴结。

4. 神经

腹壁的神经分布于腹前外侧壁的有第 7～11 肋间神经和肋下神经、髂腹下神经、髂腹股沟神经（图 5-4）。第 7～11 肋间神经和肋下神经斜向前下，行于腹内斜肌与腹横肌之间，并进入腹直肌鞘，肌支支配腹肌前外侧群，皮支分布于腹壁的皮肤。髂腹下神经在髂嵴上方进入腹内斜肌和腹横肌之间，在髂前上棘内侧穿过腹内斜肌至腹外斜肌的深面行向内下，于腹股沟管浅环上方浅出至皮下；肌支支配腹壁肌，皮支分布于下腹部、腹股沟区及臀外侧区的皮肤。髂腹股沟神经在髂腹下神经下方与之平行，至腹前壁下部行入腹股沟管，出腹股沟浅环至皮下，肌支支配腹壁肌，皮支分布于腹股沟区、阴囊（大阴唇）的皮肤。

（五）腹股沟区的结构

腹股沟区为通过髂前上棘的水平线与腹股沟韧带及腹直肌的外侧缘所围成的三角形区域，此区包含腹股沟管和腹股沟三角，是腹壁的薄弱部位。

1. 腹股沟管

腹股沟管（inguinal canal）为腹前壁下部的肌间裂隙，左、右各一，位于腹股沟韧带内侧半上方，走向与之平行，长约 4.5 cm。有两口四壁（图 5-7）：外口即腹股沟管浅环，是腹外斜肌腱膜的三角形裂孔，在耻骨结节外上方；内口即腹股沟管深环，是腹横筋膜向外突出形成的环口，在腹股沟韧带的中点上方约 1.5 cm 处，位于腹壁下动脉的外侧。上壁是腹内斜肌和腹横肌的弓形下缘；下壁是腹股沟韧带；前壁是腹外斜肌腱膜、腹内斜肌的部分肌束；后壁是腹横筋膜、腹股沟镰和反转韧带。腹股沟管内有精索（子宫圆韧带）及髂腹股沟神经通过。

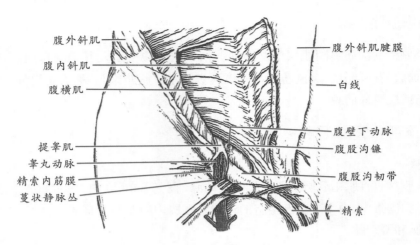

图 5-7　腹股沟管

2. 腹股沟三角（Hesselbach 三角）

腹股沟三角位于腹股沟区的内侧部，由腹壁下动脉、腹股沟韧带内侧半和腹直肌外侧缘围成（图 5-8）。此三角浅层是腹外斜肌腱膜，深层是腹股沟镰和腹横筋膜。

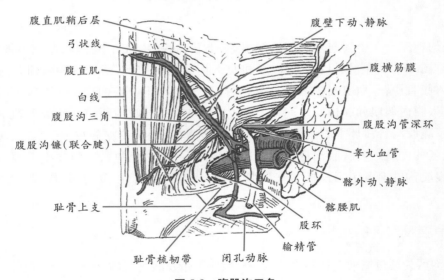

图 5-8　腹股沟三角

在某些情况下，腹腔器官（如小肠、大网膜等）可经腹股沟管或腹股沟三角由腹腔内向腹壁浅层膨出，形成腹股沟斜疝或直疝。腹股沟斜疝是腹腔器官由腹壁下动脉外侧经腹股沟管深环突入腹股沟管，也可进一步下降至阴囊；腹股沟直疝是腹腔器官由腹壁下动脉内侧的腹股沟三角区直接突出至腹壁浅层形成。

二、腹后壁

腹后壁的内容将在第八章中有所叙述。

第三节　腹膜和腹膜腔

腹膜(peritoneum)是薄而光滑的浆膜,衬于腹、盆壁内面的腹膜称为壁腹膜;覆盖于脏器表面的腹膜称为脏腹膜。脏、壁两层相互移行,围成腹膜腔(peritoneal cavity)(图 5-9)。男性腹膜腔为一封闭的腔隙,女性腹膜腔可经输卵管腹腔口,通过输卵管、子宫和阴道与外界相通。

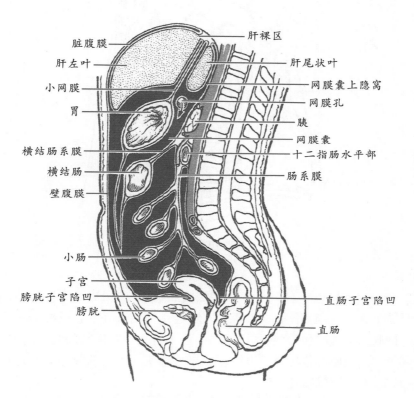

图 5-9　腹膜和腹膜腔(正中矢状面示意图)

一、腹膜形成的结构

(一)腹膜移行形成的结构

脏、壁腹膜之间,或脏腹膜之间互相返折移行,形成网膜、系膜和韧带等结构,对器官起着连接和固定的作用,其中大多含有分布于脏器的血管和神经。

1. 小网膜

小网膜(lesser omentum)(图 5-10)是由肝门移行至胃小弯和十二指肠上部的双层腹膜

121

结构。由肝门连于胃小弯的部分称为肝胃韧带;肝门连于十二指肠上部之间的部分称为肝十二指肠韧带。肝十二指肠韧带内有胆总管、肝固有动脉及肝门静脉。

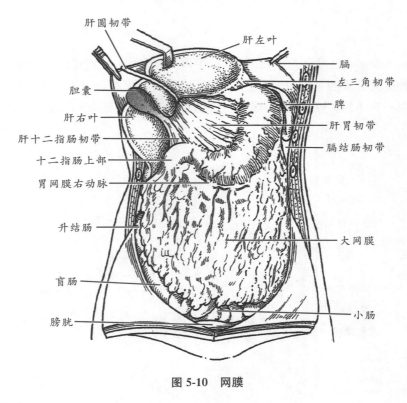

图 5-10 网膜

2. 大网膜

大网膜(greater omentum)(图 5-10)由四层腹膜构成,前两层是由胃前、后壁的脏腹膜自胃大弯下延至下腹部,再返折向上形成后两层,连于横结肠并叠合成横结肠系膜,贴于腹后壁。成人大网膜的前两层和后两层常粘连,而连于胃大弯和横结肠之间的大网膜前两层形成胃结肠韧带。大网膜可包裹炎性病灶,限制炎症蔓延。小儿大网膜较短,故阑尾炎致阑尾穿孔时,容易扩散为弥漫性腹膜炎。

3. 镰状韧带和冠状韧带

镰状韧带是自腹前壁及膈的下面移行至肝上面的双层腹膜结构,呈矢状位,其下缘游离并增厚,内含肝圆韧带。冠状韧带是自膈的下面移行至肝上面呈冠状位的双层腹膜结构。冠状韧带的前后两层在左右两端彼此愈合,形成左、右三角韧带(图 5-11)。

4. 胃脾韧带

胃脾韧带是连于胃底和胃大弯上份至脾门之间的双层腹膜结构,内含胃短血管和胃网膜左血管等。

5. 脾肾韧带

脾肾韧带为脾门至左肾前面的双层腹膜结构,内有脾血管和胰尾。

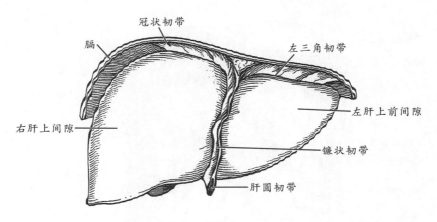

（a）前面观

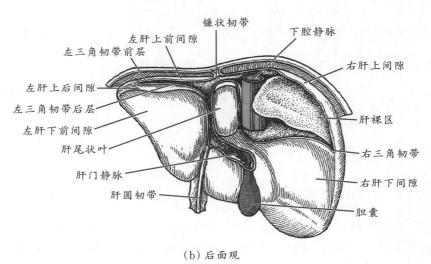

（b）后面观

图 5-11　肝的韧带

6. 肠系膜

肠系膜（mesentery）呈扇形，将空肠、回肠悬附于腹后壁。其附着于腹后壁的部分称为肠系膜根，长约 15 cm，始于第 2 腰椎体左侧斜向右下至右骶髂关节前方，内含肠系膜上血管及其分支、淋巴管、淋巴结及神经等（图 5-12）。

7. 阑尾系膜

阑尾系膜（mesoappendix）是将阑尾系连于肠系膜下端的三角形腹膜皱襞，其游离缘有出入阑尾的血管、淋巴管及神经（图 5-12）。

8. 乙状结肠系膜

乙状结肠系膜将乙状结肠系连于左髂窝和骨盆左后壁，内含乙状结肠血管和直肠上血管等（图 5-12）。

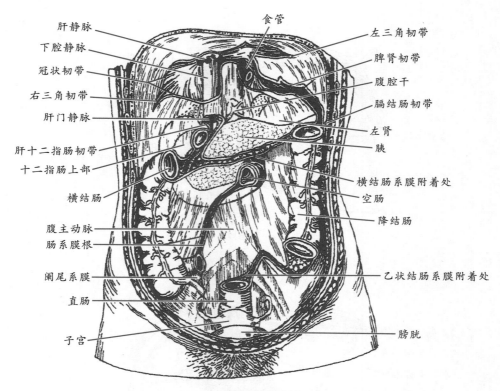

图 5-12　腹后壁腹膜的配布

（二）腹前壁的腹膜结构

腹前壁脐以下的腹膜形成脐正中襞、脐内侧襞和脐外侧襞。脐正中襞连于脐和膀胱尖之间；脐内侧襞成对，位于脐正中襞的两侧；脐外侧襞在脐内侧襞的外侧，内含腹壁下动脉（图 5-13）。

二、腹膜腔分区

腹膜腔借横结肠及其系膜可分为结肠上区和结肠下区。

（一）结肠上区

结肠上区介于横结肠及其系膜与膈之间，又称膈下间隙（图 5-14）。此间隙被肝分为肝上间隙和肝下间隙（图 5-15）。肝上间隙位于膈与肝之间，以镰状韧带分为左肝上间隙和右肝上间隙；左肝上间隙以左三角韧带又分为左肝上前间隙和左肝上后间隙。肝下间隙位于肝和横结肠及其系膜之间，以肝圆韧带分为右肝下间隙和左肝下间隙；前者又称为肝肾隐窝，后者以小网膜和胃为界又分为左肝下前间隙和左肝下后间隙。左肝下后间隙，即网膜囊，是腹膜腔的一部分，因此又称为小腹膜腔。

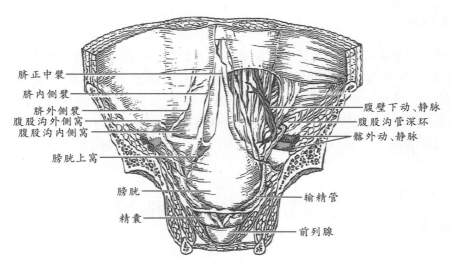

脐正中襞

脐内侧襞

脐外侧襞

腹股沟外侧窝

腹股沟内侧窝

膀胱上窝

膀胱

精囊

腹壁下动、静脉

腹股沟管深环

髂外动、静脉

输精管

前列腺

图 5-13　腹前壁内面的皱襞

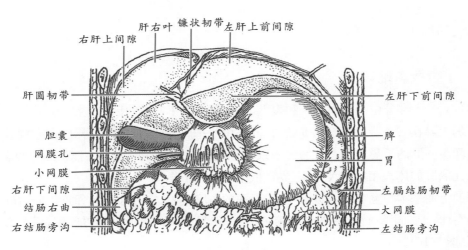

右肝上间隙

肝右叶

镰状韧带

左肝上前间隙

肝圆韧带

胆囊

网膜孔

小网膜

右肝下间隙

结肠右曲

右结肠旁沟

左肝下前间隙

脾

胃

左膈结肠韧带

大网膜

左结肠旁沟

图 5-14　结肠上区

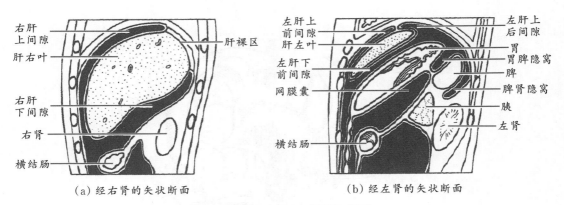

右肝上间隙

肝右叶

右肝下间隙

右肾

横结肠

肝裸区

（a）经右肾的矢状断面

左肝上前间隙

肝左叶

左肝下前间隙

网膜囊

横结肠

左肝上后间隙

胃

胃脾隐窝

脾

脾肾隐窝

胰

左肾

（b）经左肾的矢状断面

图 5-15　膈下间隙（矢状面示意图）

（二）结肠下区

结肠下区位于横结肠及其系膜的下方（图5-12），以肠系膜根及升、降结肠分成4个区域，即左、右肠系膜窦和左、右结肠旁沟。右肠系膜窦位于肠系膜根、升结肠、横结肠及其系膜的右2/3部之间，呈三角形。左肠系膜窦位于肠系膜根、横结肠及其系膜的左1/3部、降结肠、乙状结肠及其系膜之间，下方开放通盆腔。右结肠旁沟位于升结肠的外侧，向上通右肝下间隙，向下经右髂窝通盆腔。左结肠旁沟位于降结肠的外侧，上方有膈结肠韧带阻断，向下可通盆腔。

第四节　结肠上区的脏器

结肠上区有肝、肝外胆道、胃、脾等脏器。

一、肝

（一）位置和毗邻

肝（liver）大部分位于右季肋区和腹上区，小部分位于左季肋区。

肝的上界在右锁骨中线平第5肋，在前正中线平胸骨体与剑突结合处，在左锁骨中线平第5肋间隙。肝的下界右侧与右肋弓一致，中部超出剑突下约3 cm，左侧被肋弓掩盖。3岁以下幼儿的肝的体积相对较大，肝下界常低于右肋弓下1.5～2.0 cm。

肝的上面基本与膈穹隆一致，并与膈上面的右胸膜腔、右肺和心包邻近。肝右叶的下面与结肠右曲、十二指肠上曲、右肾上腺和右肾相邻，肝左叶的下面紧邻胃前壁，后上方邻接食管腹部（图5-16）。

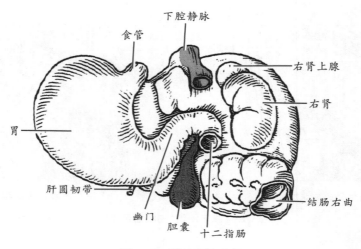

图5-16　肝脏面的毗邻

(二) 血管、淋巴和神经

1. 肝总动脉

肝总动脉(common hepatic artery)向右行至十二指肠上部的上缘,分为胃十二指肠动脉和肝固有动脉。肝固有动脉在肝十二指肠韧带内行至肝门,分为左、右两支入肝。右支在入肝门前发出胆囊动脉,分布于胆囊。肝固有动脉起始部还发出胃右动脉。

2. 肝门静脉

肝门静脉(portal vein)为一长 6～8 cm 的粗短静脉干,由肠系膜上静脉和脾静脉在胰颈后方汇合而成。肝门静脉在肝十二指肠韧带内,行于肝固有动脉和胆总管的后方,至肝门处分为左、右支入肝。

3. 肝静脉

肝静脉(heptic vein)主要有左、中、右三条静脉干,在腔静脉沟上端出肝注入下腔静脉,出肝处称为第二肝门(图 5-17)。

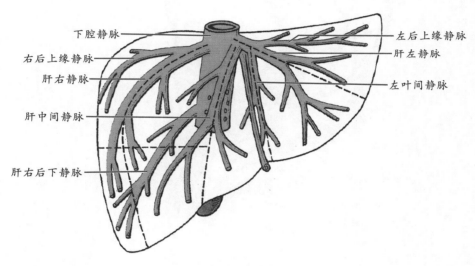

下腔静脉
右后上缘静脉
肝右静脉
肝中间静脉
肝右后下静脉
左后上缘静脉
肝左静脉
左叶间静脉

图 5-17 肝静脉

4. 淋巴

肝的淋巴管多行向肝门注入肝淋巴结,其输出淋巴管注入腹腔干周围的腹腔淋巴结。还有部分淋巴管注入膈上淋巴结和纵隔后淋巴结。

5. 神经

肝的神经来自肝丛内的交感神经和副交感神经纤维,后者来自迷走神经。右膈神经的感觉纤维也分布到肝。

二、肝外胆道

肝外胆道包括胆囊和输胆管道(肝左管、肝右管、肝总管和胆总管)。

（一）胆囊

1. 位置和毗邻

胆囊（gallbladder）位于肝下面的胆囊窝内，上面借结缔组织与肝相连，下面覆有腹膜（图 5-14）。胆囊上方贴肝，下方接触横结肠和十二指肠，前方邻贴腹前壁。胆囊底是胆囊突向前下方的盲端，当充满胆汁时，在肝下缘的胆囊切迹处露出，贴近腹前壁。其体表投影位于右侧腹直肌外侧缘或右锁骨中线与右肋弓交点附近，胆囊病变时此处会有压痛。

2. 血管

胆囊动脉多发自肝固有动脉右支，经胆囊三角（Calot 三角）至胆囊（图 5-18）。胆囊三角是由肝总管、胆囊管与肝的脏面围成的三角形区域，胆囊动脉多经此三角至胆囊。胆囊静脉多数注入肝门静脉。

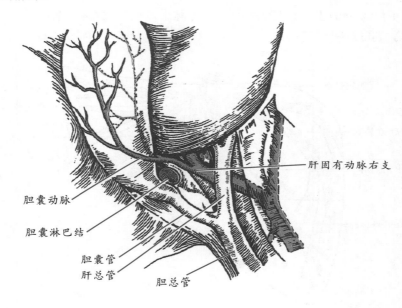

图 5-18　胆囊三角

（二）输胆管道

肝左管和肝右管分别由左、右半肝内的毛细胆管逐渐汇合而成，出肝门后即合成肝总管。肝总管（common hepatic duct）长约 3 cm，下行于肝十二指肠韧带内，与胆囊管以锐角汇合成胆总管。胆总管（common bile duct）长 4～8 cm，管径 0.6～0.8 cm，依行程可分为 4 段（图 5-19）：① 十二指肠上段。位于肝十二指肠韧带内，此段位置表浅，易于寻找。② 十二指肠后段。位于十二指肠上部的后方，其左侧邻肝门静脉，后方邻下腔静脉。③ 胰腺段。位于胰头后方，患胰头癌时，此段常受压而引起阻塞性黄疸。④ 十二指肠壁段。斜穿十二指肠降部中份的后内侧壁，与胰管汇合后形成略为膨大的肝胰壶腹（Vater 壶腹），开口于十二指肠大乳头。

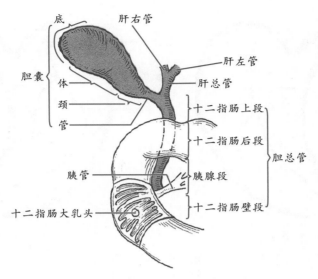

底 肝右管
胆囊 肝左管
体 肝总管
颈 十二指肠上段
管 十二指肠后段
胰管 胆总管
胰腺段
十二指肠大乳头 十二指肠壁段

图 5-19 胆总管的分段

三、食管腹部

食管在第 10 胸椎平面穿膈的食管裂孔进入腹腔至胃的贲门,长仅 1～2 cm。其前面邻肝左叶(图 5-17),前、后面分别有迷走神经的前、后干沿其下行。

四、胃

(一) 位置和毗邻

胃(stomach)的位置常因体型、体位及胃的充盈程度不同而不同。胃在中等充盈时大部分位于左季肋区,小部分位于腹上区。贲门位于第 11 胸椎左侧,幽门位于第 1 腰椎右侧。胃前壁在右侧部与肝左叶和方叶相邻,在剑突下方,部分胃前壁直接与腹前壁相贴,为胃的触诊部位。胃后壁隔网膜囊与胰、左肾、左肾上腺和横结肠及其系膜相邻。胃底与膈和脾相邻(图 5-20)。

(二) 血管、淋巴和神经

1. 动脉

胃的动脉来自腹腔干及其分支。包括胃左动脉、胃右动脉、胃网膜左动脉、胃网膜右动脉、胃短动脉和胃后动脉等(图 5-21)。胃左、右动脉分别发自腹腔干和肝固有动脉,行于胃小弯。胃网膜左、右动脉分别发自脾动脉和胃十二指肠动脉,行于胃大弯;以上 4 条动脉分别在胃大、小弯相互吻合,并发出许多小支分布于胃的前、后壁。胃短动脉发自脾动脉,一般有 3～5 支,经胃脾韧带分布于胃底。多数人尚有胃后动脉,其发自脾动脉,经胃膈韧带分布

129

于胃后壁上部。

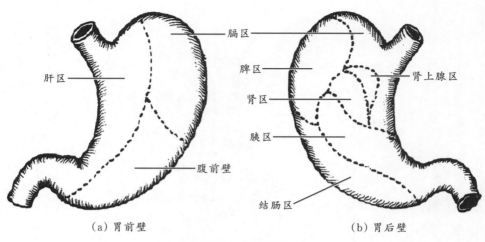

（a）胃前壁　　　　　　　　　　　（b）胃后壁

图 5-20　胃的毗邻

2. 静脉

胃的静脉多与同名动脉伴行，均汇入肝门静脉系。胃左静脉沿胃小弯左行，至贲门处转向右下注入肝门静脉或脾静脉。胃右静脉向右行注入肝门静脉，途中常接受幽门前静脉。胃网膜右静脉注入肠系膜上静脉。胃网膜左静脉、胃短静脉和胃后静脉注入脾静脉（图 5-21）。

3. 淋巴

胃的淋巴管分别回流至胃大、小弯处血管周围的淋巴结群，最后注入腹腔淋巴结（图 5-22）。

4. 神经

（1）交感神经

节前纤维来自第 6～9 胸交感干神经节，经内脏大神经至腹腔神经节换元，节后纤维随腹腔干的分支分布于胃。

（2）副交感神经

副交感神经来自迷走神经前、后干（图 5-23）。迷走神经前干在贲门处分为胃前支和肝支。胃前支沿胃小弯分布于胃前壁，终支以"鸦爪"形分布于幽门部前壁及十二指肠上部。肝支随肝固有动脉分布于肝、胆囊和胆道。迷走神经后干在贲门附近分为胃后支和腹腔支。胃后支沿胃小弯分布于胃后壁，终支也呈"鸦爪"形，分布于幽门部后壁。腹腔支随腹腔干、肠系膜上动脉和肾动脉等的分支分布于胰、脾、肾以及结肠左曲以上的消化管。

五、脾

（一）位置和毗邻

脾（spleen）位于左季肋区，在第 9～11 肋的深面，其长轴大致与第 10 肋一致。体表投影为：脾后上端距后正中线 4～5 cm，平左侧第 9 肋的上缘，其前下端可达左腋中线，平左侧第 11 肋。脾的位置可随体位的不同以及呼吸运动而有所变化。脾可分为前、后两端，上、下两

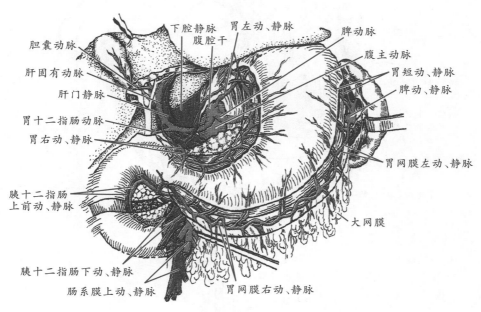

胆囊动脉
肝固有动脉
肝门静脉
胃十二指肠动脉
胃右动、静脉

下腔静脉
腹腔干
胃左动、静脉
脾动脉
腹主动脉
胃短动、静脉
脾动、静脉
胃网膜左动、静脉
大网膜

胰十二指肠
上前动、静脉

胰十二指肠下动、静脉
肠系膜上动、静脉
胃网膜右动、静脉

(a) 前面

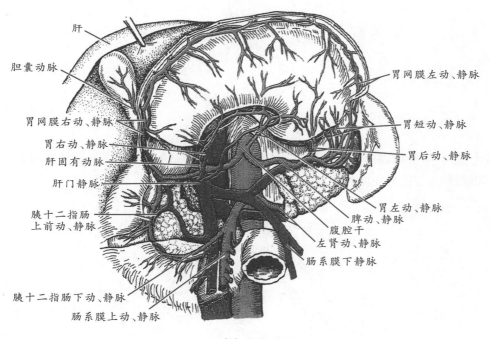

肝
胆囊动脉
胃网膜右动、静脉
胃右动、静脉
肝固有动脉
肝门静脉
胰十二指肠
上前动、静脉
胰十二指肠下动、静脉
肠系膜上动、静脉

胃网膜左动、静脉
胃短动、静脉
胃后动、静脉
胃左动、静脉
脾动、静脉
腹腔干
左肾动、静脉
肠系膜下静脉

(b) 后面

图 5-21 胃的血管

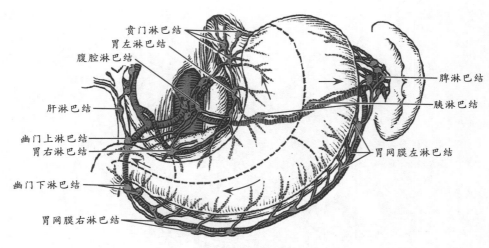

图 5-22　胃的淋巴

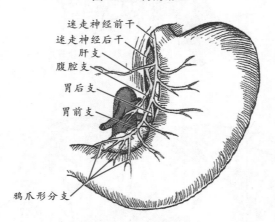

图 5-23　胃的迷走神经

缘和膈、脏两面,脾的膈面与膈相贴,脏面的前上份与胃底相邻,后下份邻接左肾和左肾上腺,其近前端处与结肠左曲相邻,脾门邻接胰尾(图 5-24)。

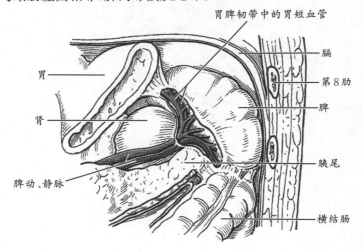

图 5-24　脾

（二）血管、淋巴和神经

1. 动脉

脾动脉（splenic artery）多起自于腹腔干，沿胰的上缘向左走行，其远侧段行于脾肾韧带内并发出各级分支，终末支经脾门入脾。

2. 静脉

脾静脉（splenic vein）由 2～6 条（常见 3 条）静脉属支在脾门处汇合而成，在胰的后面沿着脾动脉的后下方向右走行，达胰颈后方与肠系膜上静脉汇合成肝门静脉。脾静脉沿途还收纳胃短静脉、胃后静脉、胃网膜左静脉、肠系膜下静脉和一些来自胰的小静脉。

3. 淋巴

脾的淋巴注入脾门处的淋巴结，输出管与脾动、静脉伴行注入腹腔淋巴结。

4. 神经

脾的神经支配来自于脾丛，主要接受腹腔神经丛、左肾上腺丛和左膈丛的分支。

（三）副脾

副脾（accessory spleen）的出现率为 5.76%～35%，其色泽和质地与脾一致，但其出现的位置、大小和数目等均不恒定，常多见于脾门、脾蒂及大网膜等处。副脾的功能与脾相同，因此，当脾功能因亢进而进行脾切除时，应同时将副脾切除，以免副脾将产生代偿性的脾功能亢进。

六、肝门静脉

（一）组成和特点

肝门静脉系是由肝门静脉（hepatic portal vein）及其各级属支共同组成。肝门静脉是肝门静脉系的主干，长6～8 cm，直径 1.0～1.2 cm，主要由脾静脉和肠系膜上静脉在胰颈的后方汇合而成。不同于其他的静脉，肝门静脉的两端均为毛细血管，一端为胃、肠、胰、脾和胆囊等处的毛细血管网，另一端为肝内的肝血窦。另外肝门静脉及其属支内均缺乏瓣膜，因此肝门静脉出现阻塞时，可引起血液的逆流，从而导致肝门静脉高压症。

（二）位置和毗邻

肝门静脉起自第 2 腰椎水平，通常在胰颈的后方和下腔静脉的前方形成，向右上方经十二指肠上部、胆总管和胃十二指肠动脉等结构的深面进入肝十二指肠韧带，继续上行至第一肝门处分为左、右支，分别进入左、右半肝。在肝十二指肠韧带内，肝门静脉的左前方为肝固有动脉，右前方为胆总管，后面隔着网膜孔与下腔静脉相邻。

（三）属支与收集范围

肝门静脉的主要属支有脾静脉、肠系膜上静脉、肠系膜下静脉、胃左静脉、胃右静脉、胆囊静脉和附脐静脉(图 5-25)。其中,胆囊静脉和附脐静脉为数条细小静脉,其他各属支均与同名动脉伴行。

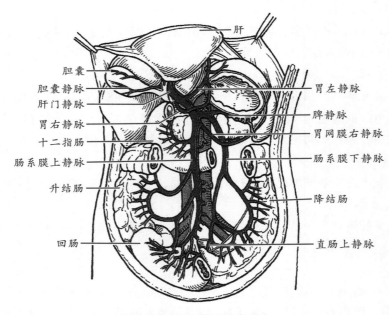

肝

胆囊
胆囊静脉
肝门静脉
胃右静脉
十二指肠
肠系膜上静脉
升结肠

回肠

胃左静脉
脾静脉
胃网膜右静脉
肠系膜下静脉

降结肠

直肠上静脉

图 5-25　肝门静脉及其属支

　　肝门静脉收集腹腔中除了肝以外的不成对脏器的静脉血,主要包括食管腹段、胃、小肠、大肠(至直肠上部)、胰、胆囊和脾等处的血液。在正常情况下,肝血液总量的 70% 是由肝门静脉汇入的。

第五节　结肠下区的脏器

结肠下区有空肠、回肠、盲肠、阑尾和结肠等脏器。

一、空肠和回肠

(一) 位置和毗邻

　　空肠(jejunum)和回肠(ileum)均属于小肠,为腹膜内位器官。两者在形态结构上无明显的分界,呈现逐渐过渡的状态。因此,通常近侧约 2/5 为空肠,位于结肠下区的左上部;远侧约 3/5 为回肠,位于结肠下区的右下部。空肠和回肠除系膜缘外,完全被腹膜所包裹并借肠系膜附着于腹后壁,又称系膜小肠(图 5-26)。

　　空肠和回肠的血管、神经、淋巴管在肠的系膜缘处进出肠壁,系膜缘处的肠壁与两层腹膜之间共同围成系膜三角(图 5-26),此处肠壁无腹膜覆盖,损伤后不易愈合。空肠、回肠的周围被结肠所环抱,前面有大网膜,后面与十二指肠、胰、肾的下端、输尿管、腹部大血管和腰大肌等相邻,上方与肝、胃和横结肠等相接触,下方在男性盆腔内与膀胱和直肠相邻接,在女性盆腔内与直肠、膀胱、子宫、卵巢、输卵管等相邻接。

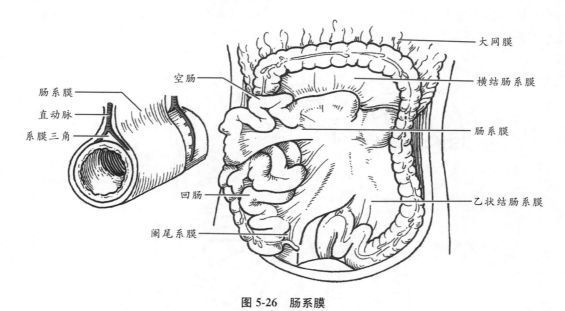

图 5-26 肠系膜

(二)血管、淋巴和神经

1. 动脉

空肠动脉和回肠动脉均起自肠系膜上动脉(图 5-27)。肠系膜上动脉约平第 1 腰椎高度起自腹主动脉的前壁,行向下至胰颈后方,从胰颈下缘穿出后越过十二指肠水平部的前面,进入肠系膜根并行向右下方。此动脉沿途向右发出胰十二指肠下动脉、中结肠动脉、右结肠动脉及回结肠动脉,向左发出 12～18 支空肠动脉和回肠动脉。空肠动脉和回肠动脉在肠系膜两层间呈放射状行向肠壁,相邻的分支反复吻合成动脉弓,近侧段小肠的动脉弓多为 1～2 级,远侧段小肠的动脉弓多为 3～4 级,至回肠最末段又成为单弓。最后一级的动脉弓最终发出直动脉分布于肠壁,由于直动脉彼此间缺少吻合,因而致使小肠的对系膜缘侧的肠壁血供较差。

2. 静脉

空肠静脉和回肠静脉与同名动脉伴行,汇入肠系膜上静脉。肠系膜上静脉沿肠系膜上动脉的右侧上行,至胰颈后方与脾静脉汇合成肝门静脉。

3. 淋巴

空肠、回肠的淋巴管主要注入肠系膜淋巴结。肠系膜淋巴结位于肠系膜内,沿着空肠动脉和回肠动脉及其分支排列,数目众多,可达百余个,其输出管注入肠系膜上淋巴结。肠系膜上淋巴结位于肠系膜上动脉起始部的周围,其输出管参与组成肠干并最终注入乳糜池。

4. 神经

空肠和回肠的内脏运动神经包含交感神经和副交感神经纤维。交感神经节前纤维发自

135

脊髓第 9～11 胸髓,经交感干、内脏大、小神经在腹腔神经节和肠系膜上神经节换元,换元后的节后纤维分布到肠壁。副交感神经节前纤维来自迷走神经后干,节前纤维在肠壁内神经节换元后,其节后纤维分布到肠管内平滑肌和腺体。交感神经兴奋时抑制肠的蠕动和肠腺的分泌,使其血管收缩。副交感神经兴奋时促进肠的蠕动和肠腺的分泌。在肠黏膜内尚有感觉神经纤维伴随自主神经传入脊髓第 9～11 胸髓和延髓。

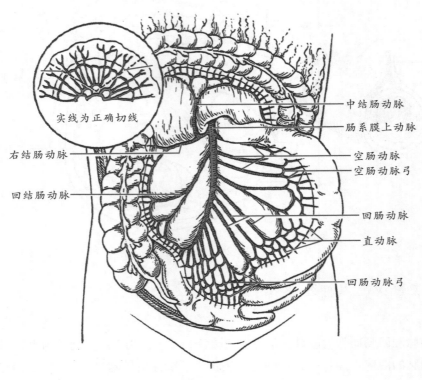

图 5-27 空肠、回肠的动脉

二、盲肠和阑尾

(一) 位置和毗邻

1. 盲肠

盲肠(cecum)长 6～7 cm,是大肠的起始部,位于右髂窝内。盲肠为腹膜内位器官,一般没有系膜,活动度较小,少数人的盲肠与升结肠均有系膜,这增加了盲肠的活动度,称为移动性盲肠。盲肠的下端为盲端,向上续于升结肠,后内侧壁有阑尾附着,左侧与回肠末端相连,右侧为右结肠旁沟,后方有髂腰肌、髂腹股沟神经和股外侧皮神经,前方邻腹前壁,常被大网膜覆盖。

2. 阑尾

阑尾(vermiform appendix)长 5～7 cm,管径 0.5～0.6 cm,多位于右髂窝内,阑尾为腹膜内位器官,有阑尾系膜附于肠系膜末端,阑尾尖端的活动度较大,位置不固定。据统计,依据阑尾尖端所指的方向不同,中国人阑尾的常见位置有回肠前位、回肠下位、盲肠后位、回肠后位、盲肠下位等(图5-28)。① 回肠前位:约占 28%,位于回肠末端的前方,尖端向左上方可直接与腹前壁或大网膜相邻。炎症时右下腹压痛明显。② 回肠下位:又称盆位,约占26%,经回肠下方向内下斜行,越过右侧腰大肌的前面入盆腔,尖端可触及闭孔内肌或盆腔脏器。炎症时可出现盆腔脏器的刺激症状,刺激闭孔内肌可在屈髋内旋时出现疼痛。③ 盲肠后位:约占 24%,位于盲肠后壁与腹后壁之间,尖端向上延伸,少数在壁腹膜外与髂肌相贴。炎症时,由于该处腹膜敏感性较差,腹前壁体征不明显,但可形成腹膜后隙脓肿;若刺激髂肌还可影响伸髋关节。④ 回肠后位:约占 8%,位于回肠末端的后面,尖端常向左上方。炎症时,腹壁体征出现较晚,容易引起弥散性腹膜炎。⑤ 盲肠下位:约占 6%,位于盲肠后下方,尖端向右下方。虽然阑尾尖端的活动度大,但阑尾根部与盲肠的位置相对固定,为附着于盲肠的后内侧壁三条结肠带汇合处,其体表投影通常在脐与右髂前上棘连线的中、外 1/3 交界处,称为 McBurney 点,也可采用左、右髂前上棘连线的右、中 1/3 交点,称为 Lanz 点。阑尾炎症时投影点常有明显压痛。

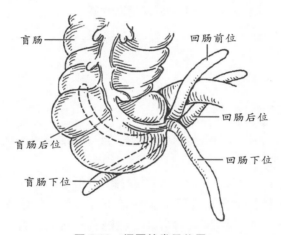

图 5-28 阑尾的常见位置

(二) 血管、淋巴和神经

1. 动脉

盲肠和阑尾的血供都来源于回结肠动脉,该动脉由肠系膜上动脉分出,在壁腹膜之后向右下方走行,分出结肠支、回肠支、盲肠前动脉和盲肠后动脉等。阑尾动脉多有 1~2 支,可起自回结肠动脉主干或其分支盲肠前、后动脉等(图 5-29)。阑尾动脉经回肠末端的后方,进入阑尾系膜,沿系膜的游离缘走行,分支分布于阑尾。

2. 静脉

盲肠静脉和阑尾静脉汇入回结肠静脉,向上经肠系膜上静脉最终汇入肝门静脉。临床上,化脓性阑尾炎的细菌栓子可随静脉血流入肝门静脉和肝内,引起肝门静脉炎以及细菌性肝脓肿。

3. 淋巴

位于盲肠的前、后面分别有盲肠前淋巴结和盲肠后淋巴结,盲肠前淋巴结有 1~3 个,盲肠后淋巴结一般只有1个,分别收纳盲肠前、后面的淋巴管,其输出淋巴管注入回结肠淋巴结。阑尾的淋巴管较多,这些淋巴管最终注入回结肠淋巴结。

4. 神经

盲肠和阑尾的神经来自于肠系膜上神经丛的交感神经和副交感神经。

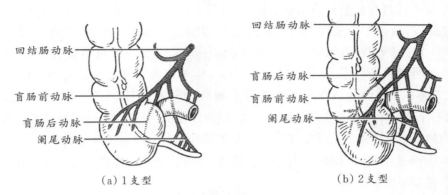

(a)1支型   (b)2支型

图 5-29　阑尾的动脉

三、结肠

(一)分部、位置和毗邻

结肠(colon)按位置和行程可分为升结肠、横结肠、降结肠和乙状结肠4个部分。

1. 升结肠

升结肠(ascending colon)长 12～20 cm,在右髂窝内续于盲肠,在腹腔的右外侧区沿腰方肌和右肾前面上行至肝右叶下方,继而转向左前下方移行为横结肠,在升结肠与横结肠相互移行处形成的弯曲称为结肠右曲,又称肝曲。结肠右曲前上方为肝右叶和胆囊,内侧稍上方为十二指肠降部,后方与右肾相邻。升结肠一般为腹膜间位器官,其前面和两侧面均被腹膜覆盖,后面借疏松结缔组织连于腹后壁,在该部结缔组织内有股外侧皮神经、髂腹下神经、髂腹股沟神经及第 4 腰动脉经过,少数人的升结肠完全被腹膜包裹并形成系膜,活动度较大,为腹膜内位器官。内侧邻接右肠系膜窦及回肠袢,外侧与腹壁间形成右结肠旁沟。

2. 横结肠

横结肠(transverse colon)长 40～50 cm,起自结肠右曲,向左横行于腹腔中部,形成一向下的弓形弯曲,至脾门的下面转折向下,形成结肠左曲,又称脾曲。结肠左曲的位置较结肠右曲高。结肠左曲前方邻胃大弯并被肋弓所掩盖,侧方借膈结肠韧带附着于膈下,后方与胰尾和左肾相邻。横结肠为腹膜内位器官,几乎完全被腹膜包裹,两层腹膜构成横结肠系膜,将横结肠悬系于腹后壁上,系膜根附着于十二指肠降部、胰和左肾的前面。横结肠上方与肝、胃相邻,下方与空肠、回肠相邻。

3. 降结肠

降结肠(descending colon)长 25～30 cm,起自结肠左曲,在腹腔左外侧沿左肾外侧缘和腰方肌的前面下行,至左髂嵴平面续乙状结肠。降结肠属腹膜间位器官,腹膜覆盖其前面和两侧,后面借疏松结缔组织连于腹后壁。降结肠后面与腹内筋膜、腰方肌、腹横肌等相接触,其内有左肋下血管、髂腹下神经、髂腹股沟神经及第4腰动脉等通过,内侧邻接左肠系膜窦及空肠袢,外侧与腹壁间形成左结肠旁沟。

4. 乙状结肠

乙状结肠(sigmoid colon)长约40 cm,自左髂嵴处起自降结肠,至第3骶椎高度续于直肠,本段肠管呈"乙"字形弯曲。乙状结肠属于腹膜内位器官,腹膜包裹肠管后形成乙状结肠系膜,将乙状结肠连于左髂窝和小骨盆后壁。乙状结肠前面邻接腹前壁,其间可有小肠袢伸入。后面与左髂腰肌、左髂外血管、左睾丸(卵巢)血管及左输尿管相邻。

(二) 血管、淋巴和神经

1. 动脉

结肠的血供分别来源于肠系膜上动脉和肠系膜下动脉的分支。升结肠、横结肠的血供来自肠系膜上动脉发出的回结肠动脉、右结肠动脉和中结肠动脉,降结肠、乙状结肠的血供来自肠系膜下动脉发出的左结肠动脉和乙状结肠动脉(图5-30)。

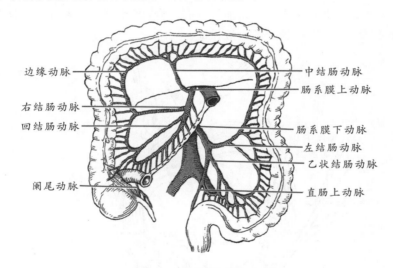

图 5-30 结肠的动脉

(1) 回结肠动脉

回结肠动脉(ileocolic artery)由肠系膜上动脉分出后沿壁腹膜的后面向右下方走行,至盲肠附近分出结肠支,回肠支,盲肠前、后动脉等。结肠支为升支,向上与右结肠动脉降支吻合,供应升结肠下1/3段。

(2) 右结肠动脉

右结肠动脉(right colic artery)发自肠系膜上动脉中部,在壁腹膜的后方向右走行,至升结肠附近分为升支和降支。升支上行与中结肠动脉的右支吻合,降支下行与回结肠动脉的结肠支吻合,供应升结肠上2/3段和结肠右曲。

(3) 中结肠动脉

中结肠动脉(middle colic artery)在胰颈下缘处发自肠系膜上动脉,前行进入横结肠系膜，分为左、右两支。右支向右走行与右结肠动脉的升支吻合，供应横结肠右侧 1/3 段，左支向左走行与左结肠动脉的升支吻合，供应横结肠左侧 2/3 段。

（4）左结肠动脉

左结肠动脉(left colic artery)由肠系膜下动脉分出后沿壁腹膜的后面向左走行，至降结肠附近分为升支和降支。升支沿左肾的前面上行，至结肠左曲进入横结肠系膜，与中结肠动脉的左支吻合，降支下行进入乙状结肠系膜，与乙状结肠动脉的升支吻合，供应结肠左曲和降结肠。

（5）乙状结肠动脉

乙状结肠动脉(sigmoid artery)由肠系膜下动脉分出，有 1～4 支，斜向左下方走行，经壁腹膜的后方进入乙状结肠系膜，其分支之间以及与左结肠动脉的降支之间有吻合，供应乙状结肠。

肠系膜上、下动脉的各结肠动脉间相互吻合，在近结肠边缘形成动脉弓，称为边缘动脉（图 5-31）。边缘动脉发出许多终末支称为直动脉，直动脉又分为长支和短支。长支在浆膜下环绕肠管，至另外两条结肠带附近分支入肠脂垂后穿入肠壁，短支多起于长支，于系膜带处穿入肠壁。长支和短支在穿入肠壁之前很少有吻合，因此结肠手术分离和切除肠脂垂时，不可牵拉，以免损伤长支，影响肠壁的血液供应。

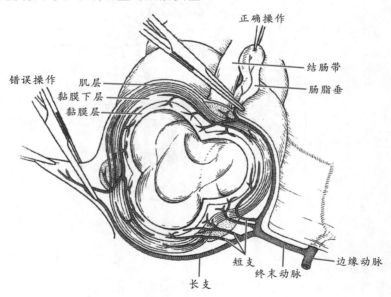

图 5-31　结肠边缘动脉的分支分布

2. 静脉

结肠的静脉血主要由肠系膜上、下静脉的属支收集，这些属支基本与同名动脉伴行。结肠左曲以上的静脉血经回结肠静脉、右结肠静脉和中结肠静脉汇入肠系膜上静脉，结肠左曲以下的静脉血经左结肠静脉和乙状结肠静脉汇入肠系膜下静脉，肠系膜上、下静脉最终均汇入肝门静脉。

3. 淋巴

结肠的淋巴管和淋巴结沿相应的血管走行，结肠淋巴结依据位置可分为 4 群：位于结肠壁表面黏膜和肠脂垂内有结肠壁上淋巴结,位于边缘动脉与结肠壁之间有结肠旁淋巴结,位于各结肠动脉周围有中间淋巴结,位于肠系膜上、下动脉根部周围有肠系膜上、下淋巴结。肠系膜上淋巴结主要收集右半结肠的淋巴液回流,肠系膜下淋巴结主要收集左半结肠的淋巴液回流。肠系膜上、下淋巴结及腹腔淋巴结的输出管汇合为肠干。

4. 神经

结肠的神经由肠系膜上、下丛所支配。升结肠和横结肠的神经来自肠系膜上丛的交感和副交感神经纤维,其中副交感神经纤维来自迷走神经。结肠左曲、降结肠和乙状结肠的神经来自肠系膜下神经丛的交感和副交感神经纤维,其中副交感神经纤维来自盆内脏神经。

第六节　腹膜后隙及其内容物

腹膜后隙位于腹后壁腹膜与腹内筋膜之间,向上至膈,向下至骶岬平面。此间隙上经腰肋三角与后纵隔相通,下与盆腔的腹膜后隙相续,两侧连于腹前外侧壁的腹膜外筋膜。腹膜后隙内有十二指肠、胰、肾、肾上腺、输尿管、腹部大血管、神经、淋巴结和大量的疏松结缔组织。

一、十二指肠

十二指肠(duodenum)(图 5-32)可分为上部、降部、水平部和升部 4 个部分。

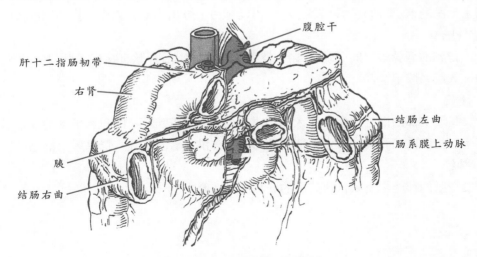

图 5-32　十二指肠的位置和毗邻

（一）位置和毗邻

1. 上部

十二指肠的上部平第 1 腰椎起自胃的幽门,向右后上方走行,至肝门下方转折向下形成十二指肠上曲,与降部相续。此部的前上方与肝方叶和胆囊相邻,下方与胰头和胰颈相邻,后方有胆总管、胃十二指肠动脉、肝门静脉和下腔静脉通过。

2. 降部

十二指肠的降部起自十二指肠上曲,沿第 1～3 腰椎的右侧下行,至第 3 腰椎下缘高度水平转折向左形成十二指肠下曲,续于水平部。此部的前面有横结肠及其系膜横过,将此部分为上、下两段,上段与肝右叶相邻,下段与空肠袢相邻。降部的后方与右肾、右输尿管、右肾血管相邻,外侧与结肠右曲相邻,内侧邻接胰头、胰管和胆总管。

3. 水平部

水平部又称下部,十二指肠水平部起自十二指肠下曲,向左横过第 3 腰椎前方至其左侧,移行为升部。此部的上方邻接胰头,前方有肠系膜根和肠系膜上血管跨过,后方有右输尿管、下腔静脉和腹主动脉通过。

4. 升部

十二指肠升部由水平部向左上方斜升,至第 2 腰椎上缘的左侧转向左前下方,形成十二指肠空肠曲,续于空肠。升部的前面与空肠袢相邻,后面与左交感干及左腰大肌相邻,右侧为胰头和肠系膜上血管,左侧为左肾和左输尿管,上方邻接胰体。

（二）血管、淋巴和神经

1. 动脉

十二指肠的血供主要来自胰十二指肠上动脉和胰十二指肠下动脉。胰十二指肠上动脉起自胃十二指肠动脉,分前、后两支沿胰头与十二指肠之间的前、后方下行。胰十二指肠下动脉起自肠系膜上动脉,分前、后两支沿胰头与十二指肠之间的前、后方上行,并分别与胰十二指肠上动脉的前、后两支吻合成动脉弓,由动脉弓上分出小支营养十二指肠和胰头。

2. 静脉

十二指肠的静脉多与同名动脉伴行,除胰十二指肠上后静脉直接汇入肝门静脉外,其余静脉均汇入肠系膜上静脉。

3. 淋巴

十二指肠上部的淋巴管主要注入幽门淋巴结和肝淋巴结,降部和水平部的淋巴管主要注入胰十二指肠前、后淋巴结,水平部和升部的部分淋巴管直接注入肠系膜上淋巴结。

4. 神经

十二指肠的神经主要来自腹腔丛的肝丛和肠系膜上丛。

二、胰

（一）位置和毗邻

胰（pancreas）（图 5-33）位于腹上区和左季肋区,平第 1～2 腰椎的前方,横卧于腹后壁。胰可分为头、颈、体、尾 4 个部分,各部间并无明显的界限。胰头位于第 2 腰椎的右侧,被十二指肠呈"C"形环绕,胰头的下部有向左的钩状突起称为钩突。胰头的前面有横结肠系膜根横过,后面有下腔静脉、右肾静脉和胆总管通过。胰颈是位于胰头与胰体之间较狭窄的部分。肠系膜上静脉和脾静脉在胰颈后方汇合为肝门静脉。胰体位于胰颈与胰尾之间,较长,平第 1 腰椎。胰体的前面隔网膜囊与胃后壁相邻,后面有腹主动脉、脾静脉、左肾和左肾上腺。胰尾为胰左端的窄细部分,其末端朝向左上方达脾门。

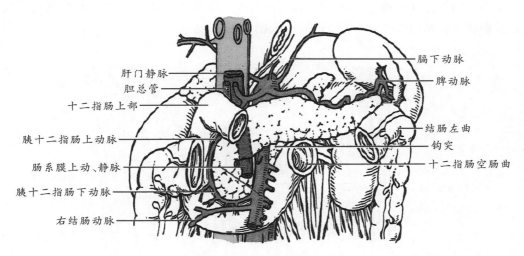

肝门静脉
胆总管
十二指肠上部
胰十二指肠上动脉
肠系膜上动、静脉
胰十二指肠下动脉
右结肠动脉

膈下动脉
脾动脉
结肠左曲
钩突
十二指肠空肠曲

图 5-33　胰的分部和毗邻

(二) 血管、淋巴和神经

1. 动脉

胰头的血供主要来自胰十二指肠上动脉和胰十二指肠下动脉,胰颈、胰体和胰尾的血供主要来自脾动脉分出的胰背动脉和胰支。

2. 静脉

胰的静脉多与同名动脉伴行,胰头和胰颈的静脉主要汇入胰十二指肠上、下静脉和肠系膜上静脉,胰体和胰尾的静脉主要汇入脾静脉,最终均汇入肝门静脉系统。

3. 淋巴

胰的淋巴管主要注入胰上、下淋巴结及脾淋巴结,然后注入腹腔淋巴结。

4. 神经

胰的神经来自肝丛、脾丛和肠系膜上丛。

三、肾

(一) 位置和毗邻

肾(kidney)位于脊柱的两侧,紧贴腹后壁。右肾由于受肝右叶的影响,位置较左肾低 1～2 cm。右肾上端平第 12 胸椎体上缘,下端平第 3 腰椎体上缘,第 12 肋斜跨其后面的上部。左肾上端平第 11 胸椎体下缘,下端平第 2 腰椎体下缘,第 12 肋斜跨其后面的中部。

两肾的上方有肾上腺,内下方有肾盂和输尿管,内后方分别有左、右腰交感干。左肾的内侧有腹主动脉,右肾内侧为下腔静脉。两肾前面的毗邻不同,左肾前面的上部与胃相邻,中部为胰,下部邻接空肠袢和结肠左曲。右肾的前面上部为肝右叶,下部为结肠右曲,内侧为十二指肠降部。两肾的后面有第 12 肋跨过,在第 12 肋以上与膈和胸膜腔相邻。在第 12 肋以下除了肋下血管和神经外,从内侧向外侧有腰大肌及其前面的生殖股神经、腰方肌及其前面的髂腹下神经和髂腹股沟神经(图 5-34、图 5-35)。

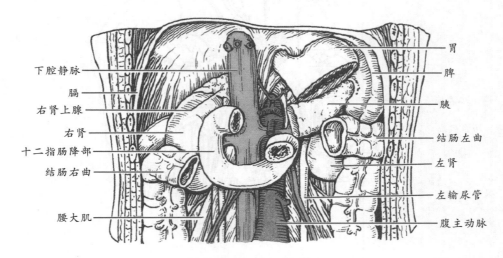

图 5-34　肾的毗邻(前面观)

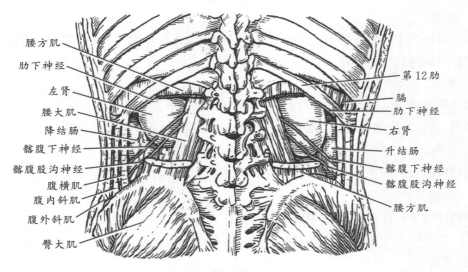

图 5-35　肾的毗邻(后面观)

(二)血管、淋巴和神经

1. 动脉

肾动脉(renal artery)平第 1~2 腰椎间盘高度起自腹主动脉的两侧,横行向外至肾门,由于腹主动脉居于中线左侧,故右肾动脉较左肾动脉长。肾动脉进入肾门前多分为前、后两干,前干在肾窦内分出上段动脉、上前段动脉、下前段动脉和下段动脉,后干在肾窦内延续为后段动脉。每一支段动脉所分布的肾实质称为肾段。故肾段有 5 段,分别为上段、上前段、下前段、下段和后段(图 5-36)。由于各段动脉之间缺乏吻合,如某一段动脉发生血流受阻,其相应的血供区就可出现肾实质缺血坏死。肾段的划分为临床上肾的局限性病变的定位以及肾段或肾的部分切除术提供了解剖学基础。

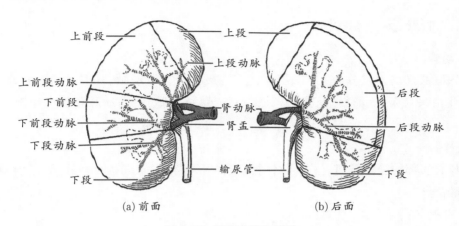

图 5-36　肾段动脉与肾段

肾动脉的变异较常见,除了经肾门入肾的肾动脉外,尚有经肾的上端或下端入肾的肾副动脉。经肾的上端入肾的动脉称为上极动脉,经肾的下端入肾的动脉称为下极动脉。肾副动脉可起自肾动脉、腹主动脉或膈下动脉等处。

2. 静脉

肾静脉(renal vein)是由肾内静脉在肾窦内汇合成 2～3 支,出肾门后合为 1 支,肾静脉在肾内并无节段性。肾静脉出肾门后于肾动脉的前方横行向内侧,注入下腔静脉。左、右肾静脉的属支并不相同,右肾静脉通常在肾外无属支,而左肾静脉在肾外还收纳左肾上腺静脉、左睾丸(卵巢)静脉。

3. 淋巴

肾的淋巴管有浅、深两组。浅组淋巴管位于肾纤维膜的深面,引流肾被膜及其附近的淋巴。深组淋巴管位于肾内血管的周围,引流肾实质的淋巴。两组淋巴管相互吻合,在肾蒂处合成较粗的淋巴管,注入肾门淋巴结,肾门淋巴结的输出管注入腰淋巴结。

4. 神经

肾的神经有交感神经、副交感神经及内脏感觉神经分布。交感神经来自肾丛,副交感神经来自迷走神经。

四、输尿管腹部

(一) 位置和毗邻

输尿管(ureter)全长 25～30 cm,按行程分为腹部、盆部和壁内部 3 个部分。其中,输尿管腹部长 13～14 cm,位于脊柱两侧,起于肾盂,沿腰大肌前面下降,至小骨盆上口跨过髂血

145

管处延续为盆部。输尿管腹部左、右两侧毗邻不同,右输尿管前面与十二指肠降部、右结肠血管、回结肠血管、右睾丸(卵巢)血管、肠系膜根以及回肠末端相邻,在右髂窝邻接盲肠及阑尾。左输尿管前面与十二指肠空肠曲、左结肠血管、左睾丸(卵巢)血管相邻,在左髂窝处邻接乙状结肠及其系膜。

(二)血管、淋巴和神经

1. 动脉

输尿管腹部的血供分为上、下两部,上部主要由来自肾动脉、肾下极动脉的分支供应,下部主要由来自睾丸(卵巢)动脉、第 1 腰动脉、髂总动脉、髂内动脉和腹主动脉等的分支供应。

2. 静脉

输尿管腹部的静脉与相应的动脉伴行,主要经肾静脉、睾丸(卵巢)静脉、髂内静脉等回流入下腔静脉。

3. 淋巴

输尿管上部的淋巴管主要注入腰淋巴结,下部的淋巴管主要注入髂总淋巴结。

4. 神经

输尿管的神经主要来自腹主动脉丛、肾丛以及腹下丛。

五、肾上腺

(一)位置和毗邻

肾上腺(suprarenal gland)位于脊柱的两侧、两肾的内上方,约平第 11 胸椎高度。左肾上腺前面的上部借网膜囊与胃后壁相邻,下部与胰和脾血管相接,内侧邻接腹主动脉。右肾上腺前面与肝右叶相邻,内侧邻接下腔静脉。左、右肾上腺的后面均邻接膈。

(二)血管、淋巴和神经

1. 动脉

营养肾上腺的动脉有 3 支,为肾上腺上、中、下动脉,分别起自膈下动脉、腹主动脉和肾动脉,这 3 支动脉在肾上腺被膜内形成丰富的吻合,发出分支进入肾上腺的皮质和髓质(图5-37)。

2. 静脉

左肾上腺静脉通常为 1 支,少数有 2 支,汇入左肾静脉。右肾上腺静脉多为 1 支,汇入下腔静脉。

3. 淋巴

肾上腺的淋巴管多注入腰淋巴结,部分淋巴管可上行注入膈下淋巴结,左肾上腺淋巴管有时可注入纵隔后淋巴结。

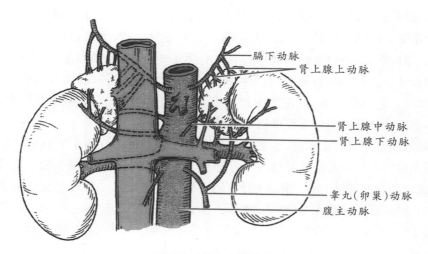

图 5-37　肾上腺的动脉

4. 神经

肾上腺神经主要来自肾上腺丛。

六、腹主动脉

腹主动脉(abdominal aorta)(图 5-38)为降主动脉的腹段,长 14～15 cm,在第 12 胸椎下缘前方,膈的主动脉裂孔处续于胸主动脉,沿脊柱的左前方下行,至第 4 腰椎下缘水平高度分为左、右髂总动脉。

147

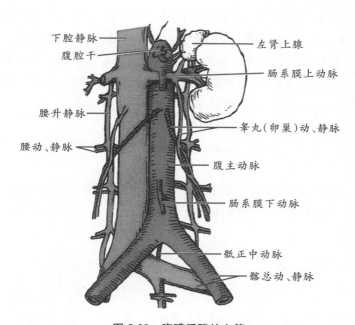

图 5-38　腹膜后隙的血管

腹主动脉的前方自上而下的结构有肝左叶、小网膜（其间隔以网膜囊）、腹腔丛、食管末段、横结肠系膜、脾静脉（或肝门静脉的起始部）、胰、左肾静脉、十二指肠下部、肠系膜根、主动脉丛、主动脉前淋巴结以及小肠袢等。后方有第1～4腰椎及椎间盘、前纵韧带以及左侧第2～4腰静脉等。右侧有右膈脚、右腹腔神经节、右内脏大神经、乳糜池、胸导管的起始部和下腔静脉等。左侧有左膈脚、左腹腔神经节、左内脏大神经、十二指肠空肠曲、左交感干等。此外，腹主动脉周围还有腹腔淋巴结、腰淋巴结等。

腹主动脉的分支有壁支和脏支，脏支有成对和不成对两种。腹主动脉的前壁在第1腰椎附近、第1腰椎下缘以及第3腰椎水平分别发出不成对的腹腔干、肠系膜上动脉和肠系膜下动脉。腹主动脉的侧壁上约平第1腰椎、第2腰椎水平及第2腰椎下缘处分别发出成对的肾上腺中动脉、肾动脉和睾丸（卵巢）动脉。腹主动脉的壁支多为成对的小支，于腹主动脉起始处、第1～4腰椎及腹主动脉分叉处分别发出1对膈下动脉、4对腰动脉和1支骶正中动脉。

七、下腔静脉

下腔静脉（inferior vena cava）（图5-38）平第4或第5腰椎前方由左、右髂总静脉汇合而成。下腔静脉在脊柱的右前方沿腹主动脉的右侧上升，经肝的腔静脉沟，穿膈的腔静脉孔进入胸腔，开口于右心房。

下腔静脉的前面与肝、胰头、十二指肠水平部、右睾丸（卵巢）动脉及肠系膜根部相邻。后面与右膈脚、第1～4腰椎、右交感干以及腹主动脉的壁支相邻。右侧与腰大肌、右肾和右肾上腺相邻，左侧邻接腹主动脉。

下腔静脉的属支有脏支和壁支，脏支有肝静脉、肾静脉、右睾丸（卵巢）静脉、右肾上腺静脉。左侧睾丸（卵巢）静脉垂直上升，以直角汇入左肾静脉，血液回流阻力较大，故临床上左侧睾丸（卵巢）静脉曲张较右侧常见。左肾上腺静脉垂直向下注入左肾静脉。壁支有膈下静脉和腰静脉，左、右腰静脉之间有纵行的交通支为腰升静脉，腰升静脉向上左侧续为半奇静脉，右侧续为奇静脉，是沟通上、下腔静脉系之间侧支循环的途径之一。

八、乳糜池

乳糜池（cisterna chyli）是胸导管起始部的膨大，常位于第1～2腰椎的前方，腹主动脉的右后方，形态不一，多呈梭形。乳糜池收纳肠干和左、右腰干，向上延续为胸导管，穿膈的主动脉裂孔进入胸腔。

九、腰丛

腰丛（lumbar plexus）（图5-39）位于腰大肌深面，由第12胸神经前支的一部分、第1～3腰神经前支以及第4腰神经前支的一部分所组成。主要分支包括髂腹下神经、髂腹股沟神经、生殖股神经、股神经、股外侧皮神经和闭孔神经等，主要分布于髂腰肌、腰方肌、腹前壁下部、外生殖器、大腿前内侧的肌肉和皮肤、小腿与足内侧的皮肤以及大腿外侧的皮肤。

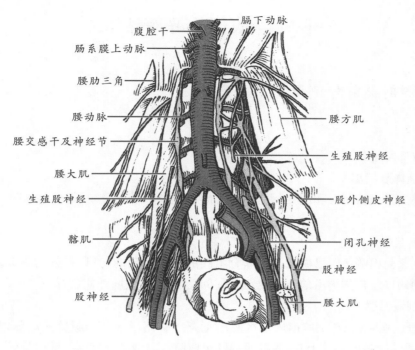

图 5-39 腰丛的分支及腰交感干

十、腰交感干

腰交感干(图 5-39)纵行位于脊柱两侧与腰大肌内侧缘之间,由 4~5 个腰交感干神经节和连于其间的神经节支构成,向上在内侧弓状韧带的后方连于胸交感干,向下在髂血管的后方接骶交感干,两侧腰交感干之间有横向的交通支相连。左腰交感干位于腹主动脉的外侧,距离约为 1 cm。右腰交感干前面有下腔静脉和腰静脉,左、右腰交感干的下段位于左、右髂总静脉的后方。左、右腰交感干的外侧有生殖股神经。

腰交感神经节常位于第 12 胸椎体下半至腰骶椎间盘之间,由于神经节的融合或缺如,神经节数量常有变异。第 1、2、5 腰交感神经节位于相同序数的椎体平面,第 3 和第 4 腰交感神经节的位置多高于同序数椎体平面,分别位于第 2~3 腰椎间盘和第 3~4 腰椎间盘平面。

附录 腹部的解剖操作

一、解剖腹前外侧壁

1. 尸位

尸体取仰卧位。

2. 摸认体表标志

沿腹壁上界摸认肋弓和剑突,沿腹壁下界摸认髂嵴、髂前上棘、耻骨结节和耻骨联合等骨性标志。

3. 切开皮肤

在解剖股前内侧区时已做自耻骨联合沿腹股沟向外侧的切口,在解剖胸部时已做自剑突沿肋弓的切口。自剑突沿前正中线切至耻骨联合,将皮肤向外侧翻开。

4. 解剖浅筋膜

① 剖查浅血管:在解剖股前内侧区时已剖查出旋髂浅动脉和腹壁浅动脉,此次向腹壁追踪,旋髂浅动脉走向髂前上棘,腹壁浅动脉走向脐。与两条动脉伴行的浅静脉不需细剖。

② 分离浅筋膜浅、深层:平髂前上棘水平横切浅筋膜,切口不能过深,以免切开腹外斜肌腱膜。注意分辨浅筋膜的浅、深层,然后用手指分离并探查膜性层深面的间隙。

③ 剖查皮神经:剔除浅筋膜后,在前正中线旁剖出肋间神经的前皮支,在腋中线附近剖出肋间神经的外侧皮支,在耻骨联合外上方剖出髂腹下神经的皮支。在清理耻骨结节附近的浅筋膜时,注意不要破坏腹股沟管浅环及由此穿出的髂腹股沟神经的终支、精索(子宫圆韧带)。

5. 解剖三层扁肌及血管与神经

① 解剖腹外斜肌:观察腹外斜肌的肌束方向及肌质与腱质的移行位置。先自腹直肌外侧缘与肋弓的交点处沿肋弓向外侧切开腹外斜肌至腋中线,再沿腋中线向下切至髂前上棘,然后自髂前上棘至腹直肌外侧缘做一水平切口。将腹外斜肌向内侧翻开。

② 解剖腹内斜肌:观察腹内斜肌的肌束方向,显露腹内斜肌浅面的血管和神经。与切开腹外斜肌同样的切口切开腹内斜肌,切口不可过深,以避免将腹横肌同时切开。将腹内斜肌向内侧翻开,其与腹横肌结合较牢,分离两肌时将肋间后血管和胸神经前支保留在腹横肌表面。

③ 观察腹横肌的肌束方向、肋间后血管与胸神经前支的走行。

6. 解剖腹直肌及腹直肌鞘

① 翻开腹直肌鞘前层:在距腹白线一横指处纵行切开腹直肌鞘前层,然后在切口上端平剑突,下端平髂前上棘,分别做横切口,向两侧翻开腹直肌鞘前层,在与腹直肌的腱划结合处须用手术刀仔细剥离。

② 剖查腹直肌及血管、神经:从腹直肌内侧缘用刀柄或手指向该肌深面钝性分离,提起

该肌。观察其深面的血管和神经,脐下 4～5 cm 处的弓状线,在弓状线以下,腹直肌直接邻贴腹横筋膜。腹壁下动脉在弓状线处进入腹直肌鞘,腹壁上动脉自腹直肌上端深面下行。

7. 解剖腹股沟区

① 剖查腹股沟管浅环:在耻骨结节外上方找出腹股沟管浅环,腹外斜肌腱膜在此延为精索外筋膜,用刀柄钝性分离通过此环的精索或子宫圆韧带。

② 打开腹股沟管前壁:先将腹外斜肌下部三角形的腱膜与其深面的腹内斜肌钝性分离,再沿腹直肌外侧缘向内下至浅环内侧剪开腹外斜肌腱膜,注意勿破坏浅环,再将三角形的腱膜片向外下方翻开,显露精索或子宫圆韧带。

③ 观察腹股沟管上壁:在精索上方,腹内斜肌和腹横肌的下缘呈弓形跨过精索,构成腹股沟管的上壁。注意寻找沿精索前外侧下行的髂腹股沟神经及在精索稍上方的髂腹下神经。

④ 观察腹股沟管下壁和后壁:游离后提起精索,可观察到腹股沟管下壁是腹股沟韧带。精索后方是构成腹股沟管后壁的腹横筋膜,在后壁内侧部还有腹股沟镰和反转韧带。

⑤ 剖查腹股沟管深环:沿通过髂前上棘的水平线切开腹直肌鞘及腹直肌、腹横肌和腹横筋膜,再沿前正中线切开腹白线至耻骨联合上缘,注意切口不能过深,勿切破壁腹膜。将此三角形区域的腹壁肌连同腹横筋膜以及深面的壁腹膜进行钝性分离后掀开,寻找腹壁下动脉,在腹壁下动脉外侧腹横筋膜上辨认腹股沟管深环。

⑥ 查看腹股沟三角的境界。

二、解剖腹膜腔

1. 打开腹膜腔

用手术刀自胸骨下端沿中线切开腹前壁,切口绕脐至耻骨联合上缘,再沿两侧髂前上棘的连线水平切开腹前壁。然后切断膈在胸廓下口的附着处以及肝的镰状韧带和肝圆韧带,向两侧翻开腹前壁,原位观察腹腔脏器。

2. 探查腹膜腔

(1) 探查结肠上区

① 将手分别从肝镰状韧带的两侧伸进肝上间隙,可触及镰状韧带向后移行于冠状韧带的前层腹膜,在冠状韧带的两端是左、右三角韧带。

② 分别将肝向上方、胃向下方推开,显露肝下间隙。可观察到自肝门连到胃小弯和十二指肠上部的小网膜,小网膜右缘游离,将示指插入网膜孔,拇指置于肝十二指肠韧带的前面,两指间可触及(也可切开进一步观察)该韧带内的肝固有动脉、胆总管和肝门静脉。在肝右叶下面向后可摸到右肾,肝与右肾之间即为肝肾隐窝。

③ 将手沿胃前壁向左上方伸至膈下,可触及胃底,再沿胃小弯向右摸至幽门,过幽门后是十二指肠上部。大网膜自胃大弯下垂掩盖胃下方的腹腔脏器。

④ 将手插进左季肋区触摸脾,在脾的上缘摸认脾切迹。手指经脾和膈之间绕过脾下缘伸向腹后壁,可触及左肾上部和脾肾韧带。再将胃向右下方牵拉,观察胃底和脾门之间的胃脾韧带。

⑤ 在胃大弯下方 3～4 cm 处横向剪开大网膜的前两层,将手伸到胃及小网膜后方,探查网膜囊。在网膜囊后壁可摸到位于腹膜后的胰。

(2) 探查结肠下区

① 将大网膜向上翻起,充分暴露大肠和小肠,寻找结肠带、结肠袋和肠脂垂这 3 个特征性结构,以此确定盲肠和结肠,并与小肠相区别。

② 寻找到盲肠,以盲肠的结肠带为标志,向下可找到阑尾的根部,观察阑尾的位置,在阑尾系膜的游离缘可见阑尾动、静脉。

③ 观察结肠的行程,根据位置辨别升结肠、横结肠、降结肠和乙状结肠,观察各段结肠的腹膜覆盖情况,找出横结肠系膜和乙状结肠系膜,观察左、右结肠旁沟的交通情况。

④ 观察小肠的位置,依据位置、管壁的厚薄、管径的大小、血管弓的级数等来区分空肠和回肠。检查肠系膜根的走向,观察左、右肠系膜窦的形态及交通情况。

⑤ 将大网膜、横结肠及其系膜向上翻起,并将空肠、回肠翻向左侧,暴露出肠系膜根,用无齿镊轻轻撕开肠系膜根的前层腹膜,寻找出肠系膜上动脉的主干及伴行静脉,在肠系膜上动脉的左侧清理出空肠动脉和回肠动脉,观察空肠、回肠动脉的分支、吻合以及分布到肠壁的情况,观察空肠、回肠动脉弓的差异。在肠系膜上动脉的右侧自上而下分离出中结肠动脉、右结肠动脉和回结肠动脉,找出回结肠动脉分出的阑尾动脉。

⑥ 将空肠、回肠及肠系膜翻向右侧,暴露出左侧腹后壁腹膜,找到一纵行斜向左下的腹膜皱襞,剥离此皱襞的腹膜,可寻找出肠系膜下动脉的主干及伴行静脉。向上找到肠系膜下动脉的起始处,自上而下分离出左结肠动脉、乙状结肠动脉和直肠上动脉。

⑦ 观察肠系膜上血管和肠系膜下血管周围的淋巴结分布情况。

(3) 探查腹膜后隙

① 从胃的幽门末端找到十二指肠起始部,沿肠管向右至肝门下方找到十二指肠向下的转折处,为十二指肠上曲,继续向下探查,至第 3 腰椎处转折向左侧,转折处为十二指肠下曲。肠管从脊柱左侧斜向上升至第 2 腰椎上缘的左侧转向左前下方,形成十二指肠空肠曲,续于空肠。在十二指肠上部的后面观察肝门静脉、胆总管和胃十二指肠动脉,在十二指肠降部的左侧寻找胆总管,观察其与胰管汇合的情况。

② 清除壁腹膜,沿中线处纵行切开肾前筋膜,向两侧分离至两肾的外侧,在中线处显露腹主动脉和下腔静脉,在腹主动脉的起始处寻找出膈下动脉,进而找出膈下动脉分出的肾上腺上动脉。向下平第 2 腰椎高度找出肾动脉,以及其进入肾门前分出的肾上腺下动脉。在肾动脉的稍上方找到腹主动脉分出的肾上腺中动脉。

③ 肾前筋膜已打开,在两侧的肾前筋膜深面为脂肪囊,剥离脂肪,暴露出肾脏,观察肾的形态和毗邻关系,分离肾蒂的结构,观察肾动脉、肾静脉和肾盂的排列。

④ 在肾的上端找出肾上腺,观察肾上腺的形态、毗邻,清理肾上腺的 3 组动脉。两肾的内侧、肾盂向下延续为输尿管,自上而下分离输尿管腹部,观察输尿管腹部的行程和毗邻关系。

⑤ 在第 1 腰椎平面找出左、右腰干和肠干汇合处的乳糜池,乳糜池向上变细变成为胸导管,追踪胸导管至主动脉裂孔处。

⑥ 在脊柱两侧与腰大肌之间找出腰交感干,观察其毗邻关系并向上、下探查其行程。

(吴锋　龚鑫)

第六章

盆部和会阴

第一节　概　述

盆部(pelvis)和会阴(perineum)位于躯干的下部。盆部是由骨盆、盆壁、盆膈及盆腔脏器组成,会阴是指盆膈以下封闭骨盆下口的全部软组织。

一、境界与分区

盆部上界是由耻骨联合上缘、耻骨嵴、耻骨结节、耻骨梳、弓状线和骶岬连成的环状界线(terminal line),即骨盆上口(superior pelvic aperture)。盆部下界是由耻骨联合下缘、耻骨下支、坐骨支、坐骨结节、骶结节韧带和尾骨尖围成,即骨盆下口(inferior pelvic aperture)。通过左右坐骨结节间的连线将会阴分为前部的尿生殖区和后部的肛区(图 6-1)。

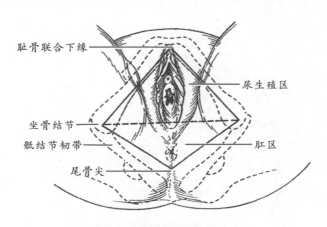

图 6-1　会阴的境界与分区

二、体表标志

1. 耻骨联合上缘
两侧耻骨联合面借耻骨间盘连结构成耻骨联合。
2. 耻骨结节
耻骨结节是位于耻骨联合外侧的隆起。

3. 耻骨弓

两侧耻骨下支和坐骨支构成耻骨弓,弓下的夹角称为耻骨下角。

4. 坐骨结节

坐骨结节是坐骨体下份后部肥厚的隆起。

三、体表投影

髂总动脉和髂外动脉的体表投影:从髂前上棘与耻骨联合连线的中点至脐下 2 cm 处,此线上 1/3 段为髂总动脉的投影;下 2/3 段为髂外动脉的投影。

第二节　盆　　部

一、盆壁及盆膈

盆壁以骨盆为支架,辅以盆壁肌、盆膈及其筋膜构成(图 6-2)。

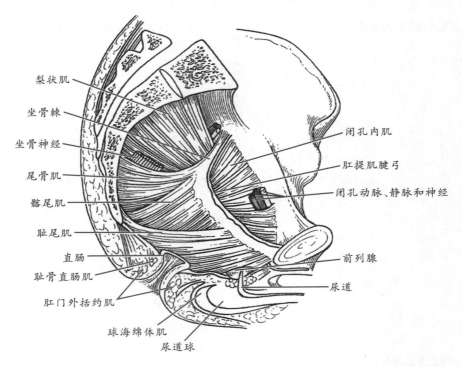

梨状肌
坐骨棘
坐骨神经
尾骨肌
髂尾肌
耻尾肌
直肠
耻骨直肠肌
肛门外括约肌
球海绵体肌
尿道球

闭孔内肌
肛提肌腱弓
闭孔动脉、静脉和神经
前列腺
尿道

图 6-2　盆壁与盆底肌

1. 骨盆

骨盆由两侧的髋骨及后方的骶骨、尾骨借骨连结构成。骨盆借界线分为前上方的大骨盆和后下方的小骨盆。大骨盆又称假骨盆,属于腹腔的一部分。小骨盆又称真骨盆,有上口与下口,两者之间为骨盆腔。骨盆的前壁为耻骨及耻骨联合;后壁为骶骨、尾骨及骶尾关节等;侧壁为髂骨、坐骨、骶结节韧带与骶棘韧带。骶结节韧带与骶棘韧带分别与坐骨大、小切迹围成坐骨大孔和坐骨小孔。骨盆的前外侧有闭孔,其周缘附着一层结缔组织膜,仅其前上方留有一管状间隙,称为闭膜管。骨盆有明显的性别差异,女性骨盆宽而短,上口近似圆形,下口较宽大。男性骨盆窄而长,上口为心形,下口窄小。

2. 盆壁肌

覆盖于盆壁的肌肉有闭孔内肌和梨状肌(图 6-2)。闭孔内肌位于盆侧壁的前份,该肌及其筋膜的上缘参与形成闭膜管。梨状肌位于盆侧壁的后份,该肌与坐骨大孔之间分别有梨状肌上孔和梨状肌下孔,内有血管和神经出入。

3. 盆膈

盆膈又称盆底,由肛提肌、尾骨肌及覆盖于两肌上、下面的盆膈上、下筋膜构成。盆膈封闭骨盆下口的大部分,仅其前方两侧肛提肌前内缘之间留有一狭窄间隙,称为盆膈裂孔。其下方由尿生殖膈封闭,男性有尿道通过,女性有尿道和阴道通过。盆膈后部有肛管通过。盆膈有支持和固定盆内脏器的作用,并可与腹肌和膈协同增加腹压。

肛提肌分为 4 部分,即前列腺提肌(女性为耻骨阴道肌)、耻骨直肠肌、耻尾肌和髂尾肌。尾骨肌位于肛提肌的后方,紧贴骶棘韧带上面(图 6-3)。

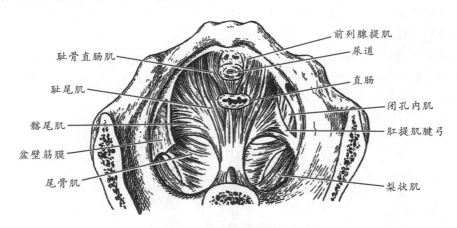

图 6-3　盆膈肌(男性)

二、盆筋膜

盆筋膜分为盆壁筋膜、盆脏筋膜和盆膈筋膜 3 部分(图 6-4)。

1. 盆壁筋膜

覆盖于闭孔内肌和梨状肌盆面的,分别称为闭孔内肌筋膜和梨状肌筋膜;覆盖于骶骨前面的称为骶前筋膜,此筋膜与骶骨之间含有丰富的静脉丛,直肠切除时,勿剥离此筋膜,以免损伤静脉丛,造成难以控制的出血。

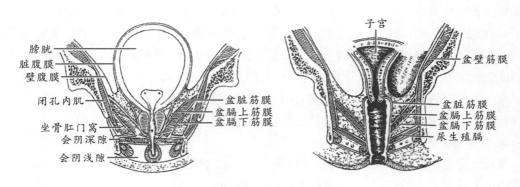

图 6-4　盆筋膜

2. 盆膈上、下筋膜

盆膈上筋膜为盆壁筋膜的向下延续,覆盖于肛提肌与尾骨肌上面,并向盆内脏器周围移行为盆脏筋膜。盆膈下筋膜又称为盆膈外筋膜,覆盖于肛提肌与尾骨肌下面,为臀筋膜向会阴的直接延续。

3. 盆脏筋膜

盆脏筋膜包绕盆内脏器表面,是盆膈上筋膜向脏器的延续。在脏器周围分别形成筋膜鞘、筋膜隔及韧带等,具有支持和固定脏器的作用。如包绕前列腺形成前列腺鞘,包绕直肠下血管及其周围组织形成的直肠侧韧带,以及参与固定子宫位置的子宫主韧带和骶子宫韧带等。盆脏筋膜延伸至直肠与膀胱、前列腺、精囊之间的部分称为直肠膀胱隔(rectovesical septum);延伸至直肠与阴道之间的部分称为直肠阴道隔(rectovaginal septum)。盆脏筋膜还伸入阴道与膀胱、尿道之间,分别形成膀胱阴道隔及尿道阴道隔(图 6-5、图 6-6)。

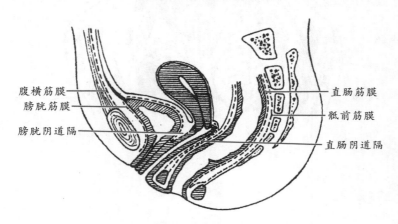

图 6-5　女性盆部矢状切面

三、盆筋膜间隙

盆壁、脏筋膜之间形成许多筋膜间隙,重要的有:

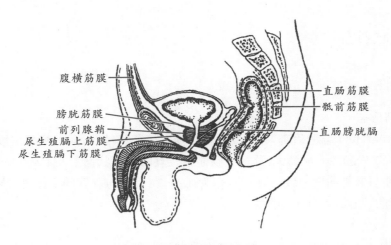

腹横筋膜

膀胱筋膜
前列腺鞘
尿生殖膈上筋膜
尿生殖膈下筋膜

直肠筋膜
骶前筋膜

直肠膀胱膈

图 6-6　男性盆部矢状切面

1. 耻骨后间隙

耻骨后间隙位于耻骨盆面与膀胱之间,又称膀胱前间隙(图 6-5、图 6-6)。内含疏松结缔组织及静脉丛等。

2. 骨盆直肠间隙

骨盆直肠间隙位于盆底腹膜与盆膈之间,后方为直肠及直肠侧韧带,男性前方为膀胱及前列腺,女性为子宫及阴道上部。直肠膀胱隔或直肠阴道隔将此隙分成前、后两部,间隙宽大并充满结缔组织。直肠指检可扪及直肠壶腹下份的两侧,即相当于此隙。

3. 直肠后间隙

直肠后间隙位于直肠筋膜与骶前筋膜之间,向下至盆膈,向上与腹膜后隙相通,两侧借直肠侧韧带与骨盆直肠间隙相隔。若间隙内发生感染向上可蔓延至腹膜后隙。

四、盆腹膜和盆腹膜腔

腹膜自腹前壁向下,继而转折向后,男性腹膜覆盖膀胱上壁、侧壁和后壁上部,并遮盖输精管壶腹和精囊,向后返折至直肠。女性腹膜覆盖膀胱侧壁上部及上壁,在上壁后缘处折到子宫体与子宫颈交界处,沿子宫体前面、子宫底和子宫体后面,达阴道后穹阴道上部后面,然后转向上遮盖于直肠前面。在子宫两侧腹膜包裹输卵管和卵巢,并形成子宫阔韧带,直肠上段前面及两侧均有腹膜覆盖,直肠中段仅前面有腹膜。因腹膜在盆腔内覆盖某些结构及腹膜返折覆盖盆内脏器,从而形成腹膜襞和腹膜凹陷。腹膜襞有:输尿管襞、输精管襞(女性为子宫圆韧带襞)、直肠膀胱襞(女性为直肠子宫襞)等。腹膜陷凹有:直肠旁窝,在直肠两侧。直肠膀胱陷凹,在直肠膀胱之间,其两侧为直肠膀胱襞,男性为盆腔最底处。女性有膀胱子宫陷凹,两侧为膀胱子宫襞。直肠子宫陷凹,在子宫与直肠之间,为盆腔最低处,腹膜腔内的渗出液或脓液常积聚此处。因此陷凹与阴道后穹相邻,故临床上可借阴道后穹穿刺。

五、盆腔脏器

（一）直肠

1. 位置与形态

直肠（rectum）位于盆腔后部，在第 3 骶椎高度上接乙状结肠，向下穿盆膈续为肛管。全长约 12 cm，其下份肠腔明显膨大，称为直肠壶腹。直肠在矢状面上与肛管共同形成两个弯曲，上部的弯曲与骶骨曲度一致，凹向前，称为骶曲，在直肠与肛管的交接处，绕尾骨尖前方转向后下的弯曲，凹向后，称为会阴曲。

2. 毗邻

直肠后面借疏松结缔组织与骶骨、尾骨和梨状肌相邻，其间有直肠上血管、骶丛、盆内脏神经和盆交感干等。直肠两侧借直肠侧韧带连于盆侧壁，韧带内有直肠下血管和盆内脏神经等。前面男性与膀胱底、精囊、输精管壶腹、前列腺及输尿管盆部相邻；女性与子宫及阴道相邻（图 6-7、图 6-8）。

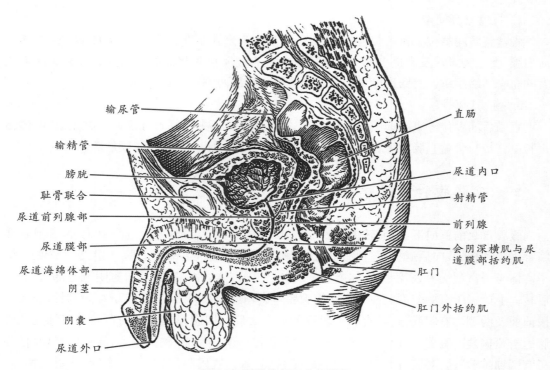

图 6-7　男性盆部正中矢状面

3. 血管、淋巴回流和神经

（1）动脉

直肠有直肠上动脉、直肠下动脉及骶正中动脉分布（图 6-9）。直肠上动脉为肠系膜下动脉的终支，在乙状结肠系膜内下行至第 3 骶椎高度分为左、右两支，自直肠侧壁进入直肠。

直肠下动脉来自髂内动脉,分支至直肠下部和肛管上部。骶正中动脉是腹主动脉的分支,分布于直肠后壁。

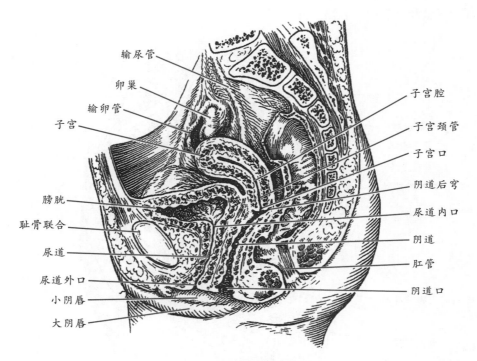

图 6-8 女性盆部正中矢状面

159

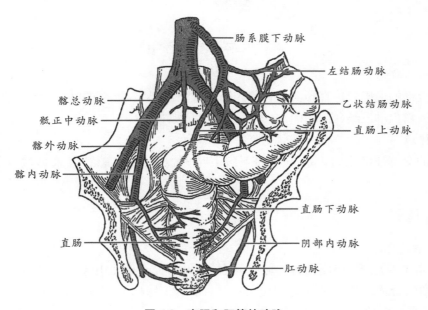

图 6-9 直肠和肛管的动脉

（2）静脉

直肠的静脉相互吻合形成直肠静脉丛，该丛的静脉血一部分经直肠上静脉汇入肝门静脉，一部分经直肠下静脉汇入髂内静脉（图6-10）。

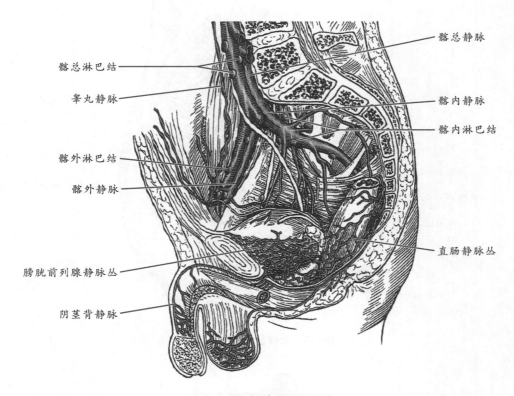

髂总淋巴结
睾丸静脉
髂外淋巴结
髂外静脉
膀胱前列腺静脉丛
阴茎背静脉

髂总静脉
髂内静脉
髂内淋巴结
直肠静脉丛

图 6-10　盆部静脉和淋巴结

（3）淋巴回流

直肠上部的淋巴管伴直肠上血管注入肠系膜下淋巴结，下部的淋巴管伴直肠下血管和肛血管注入髂内淋巴结（图6-10）。

（4）神经

直肠的交感神经来自上腹下丛和下腹下丛（盆丛），副交感神经来自盆内脏神经（图6-11）。

（二）膀胱

1. 位置与形态

膀胱空虚时位于小骨盆腔内，耻骨联合的后面；充盈时上升至耻骨联合上缘以上（图6-12）。儿童的膀胱位置较高，空虚时也可达耻骨联合上缘以上。膀胱空虚时呈锥体状，分为尖、体、底、颈4部，各部间无明显分界。

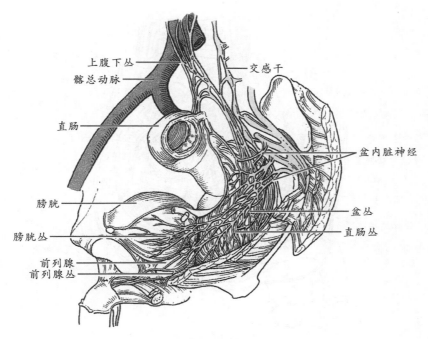

图 6-11　盆部神经

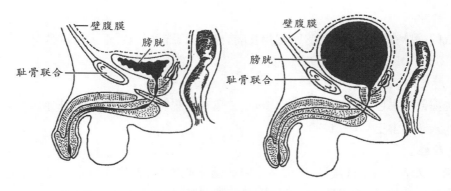

图 6-12　膀胱的位置变化

2. 毗邻

膀胱的前面与耻骨联合相邻,其间为耻骨后间隙;膀胱下外侧面邻肛提肌、闭孔内肌及其筋膜,其间充满疏松结缔组织等,称为膀胱旁组织,内有输尿管盆部,男性还有输精管壶腹穿行。膀胱后方,男性借直肠膀胱隔与精囊、输精管壶腹及其后方的直肠相邻;女性则借膀胱阴道隔与子宫颈及阴道前壁相邻。膀胱上面覆盖腹膜,并与小肠袢相邻,女性还与子宫相邻。膀胱的后下部即膀胱颈,下接尿道。男性邻贴前列腺,女性与尿生殖膈相邻(图 6-7、图6-8)。

3. 血管、淋巴回流和神经

（1）动脉

膀胱上动脉发自脐动脉近侧端,分布于膀胱上、中部;膀胱下动脉发自髂内动脉,分布于膀胱底、精囊和输尿管盆部下份(图 6-13)。

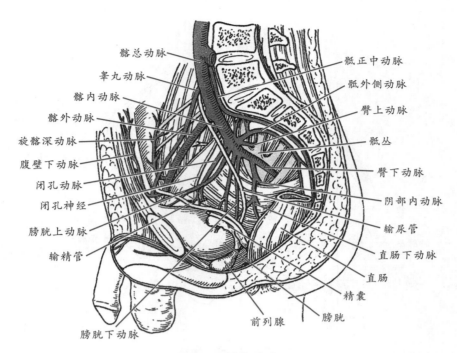

图 6-13　盆部动脉

（2）静脉

膀胱的静脉在膀胱和前列腺两侧相互吻合形成膀胱静脉丛，汇入膀胱静脉，后再汇入髂内静脉（图 6-10）。

（3）淋巴回流

膀胱前部的淋巴注入髂内淋巴结；膀胱三角和膀胱后部的淋巴大部分注入髂外淋巴结，小部分注入髂内淋巴结（图 6-10）。

（4）神经

膀胱的交感神经来自盆丛，作用是使膀胱逼尿肌松弛、膀胱括约肌紧张而储尿；副交感神经来自盆内脏神经，作用是使膀胱逼尿肌收缩、膀胱括约肌松弛而排尿（图 6-11）。

（三）输尿管盆部与壁内部

1. 输尿管盆部

输尿管盆部于髂血管处续于输尿管腹部，在骨盆上口处，左输尿管越过左髂总动脉末段的前方入盆；右输尿管则越过右髂外动脉起始部的前方入盆。对于男性，其末段经输精管壶腹与精囊之间至膀胱底；对于女性，其末段自后向内行至子宫颈外侧 2 cm 处，以及阴道穹侧部的上外方，有子宫动脉从前方跨过，两者距离很近，呈前后交叉关系（图 6-14）。在行子宫切除术结扎子宫动脉时，切勿损伤输尿管。

2. 输尿管壁内部

输尿管壁内部位于输尿管盆部至膀胱底外上角处，向内下方斜穿膀胱壁，开口于膀胱三角的输尿管口，该部长约 1.5 cm。膀胱充盈时，壁内部被压扁闭合，有阻止膀胱内尿液向输尿管逆流的作用。

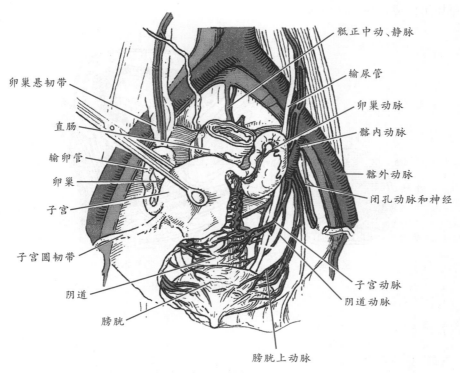

图 6-14　子宫动脉与输尿管的关系

卵巢悬韧带
直肠
输卵管
卵巢
子宫
子宫圆韧带
阴道
膀胱

骶正中动、静脉
输尿管
卵巢动脉
髂内动脉
髂外动脉
闭孔动脉和神经
子宫动脉
阴道动脉
膀胱上动脉

163

（四）输精管盆部和精囊

　　输精管盆部起自腹股沟深环，绕腹壁下动脉起始部，跨髂外血管入盆腔，沿盆侧壁下降，在膀胱后外侧面经输尿管末端的前上方到达膀胱底的后面。其末端的膨大为输精管壶腹，向下逐渐变细，在前列腺底部与精囊的排泄管汇合成射精管。射精管长约 2 cm，向前下斜穿前列腺，开口于尿道的前列腺部（图 6-7）。

　　精囊为一对梭形囊状腺体，位于膀胱底和直肠之间、输精管壶腹的外侧。

（五）前列腺

1. 位置、形态与毗邻

　　前列腺形如栗子，质坚实，位于耻骨联合的后方。上部宽大为前列腺底，与膀胱颈邻接，前部有尿道穿入，后部有双侧射精管向前下穿入；下端尖细，为前列腺尖，向下与尿生殖膈上面接触，两侧有前列腺提肌绕过，尿道从尖部穿出。尖与底之间为前列腺体，前面有耻骨前列腺韧带（puboprostatic ligament）将前列腺鞘连于耻骨后面，后面平坦，正中有一纵行浅沟，称为前列腺沟（prostatic sulcus），借直肠膀胱隔与直肠壶腹相邻（图 6-15）。直肠指检可触及前列腺大小、形态、硬度及前列腺沟。

2. 分叶

　　前列腺可分为五叶（图 6-15），位于尿道两侧的部分为左、右叶；前叶位于尿道的前方；中叶位于尿道的后方,呈楔形,又称前列腺峡;后叶位于左、右射精管及中叶的后方。前列腺肥大增生可压迫尿道,引起排尿困难。

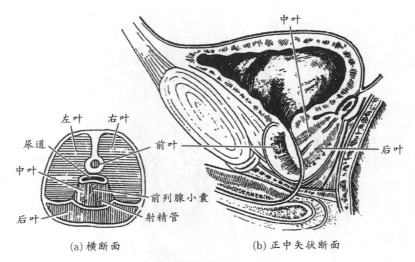

图 6-15　前列腺的位置与分叶

(六) 子宫

1. 位置、形态与毗邻

子宫位于盆腔中央,膀胱与直肠之间(图 6-8),其位置随膀胱与直肠的充盈状态和体位的不同而有变化。正常子宫的位置为前倾前屈位,前倾即子宫轴与阴道轴之间呈向前开放的角度,约为 90°;前屈为子宫体与子宫颈之间的弯曲,约为 170°。人体直立时,子宫体几乎与水平面平行,子宫底伏于膀胱的后上方,子宫颈在坐骨棘平面以上。

子宫分为底、体、峡、颈 4 部(图 6-16),上端钝圆隆起,位于两侧输卵管子宫口以上的部分为底;下段窄细呈圆柱状的部分为颈,子宫颈可分为阴道上部及阴道部。底与颈之间的部分为体;体的下部与颈之间的狭窄部分为峡,子宫峡随妊娠期逐渐扩展,临产时明显形成子宫下段,产科在此进行剖宫产取胎。

子宫前面隔膀胱子宫陷凹与膀胱上面相邻,子宫颈阴道上部的前方借膀胱阴道隔与膀胱底相邻。子宫后面隔直肠子宫陷凹与直肠相邻。子宫两侧有输卵管、子宫阔韧带和卵巢固有韧带。子宫颈外侧,在阴道穹侧部上方有子宫主韧带。

2. 韧带

(1) 子宫阔韧带

子宫阔韧带位于子宫两侧与盆侧壁之间,为呈冠状位的双层腹膜皱襞。其上缘游离,内含输卵管,下缘和外侧缘与盆底和盆壁的腹膜移行,内侧缘与子宫前面、后面的腹膜相延续。子宫阔韧带的作用是限制子宫向两侧移动(图 6-16)。

(2) 子宫主韧带

子宫主韧带位于子宫阔韧带基底部,由结缔组织和平滑肌纤维构成。连于子宫颈两侧与盆侧壁之间(图 6-17)。子宫主韧带的作用是固定子宫颈,防止子宫脱垂。

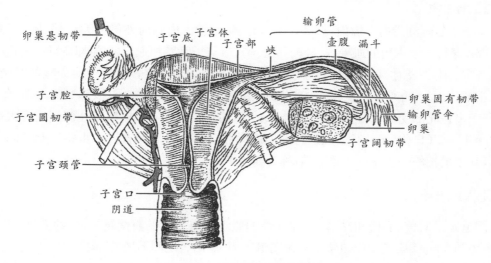

图 6-16 子宫阔韧带及输卵管

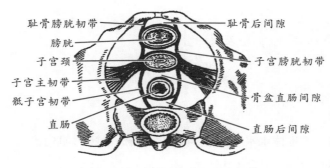

图 6-17 子宫的韧带及盆筋膜间隙

（3）子宫圆韧带

子宫圆韧带呈圆索状，由结缔组织和平滑肌纤维构成，长 12～14 cm。起自子宫角、输卵管子宫部的前下方，在子宫阔韧带内沿盆侧壁前行，越过髂外血管及腹壁下动脉，经腹股沟管深环入腹股沟管，出浅环附着于阴阜及大阴唇皮下。子宫圆韧带的作用是维持子宫前倾。

（4）骶子宫韧带

骶子宫韧带由结缔组织和平滑肌纤维构成，起自子宫颈后面，呈弓形向后绕过直肠两侧，附着于骶骨前面（图 6-17）。骶子宫韧带的作用是向后上方牵引子宫颈，维持子宫前屈。

（七）卵巢和输卵管

卵巢和输卵管，临床上常称为子宫附件。

1. 卵巢

卵巢位于髂内、外动脉分叉处的卵巢窝内，前界为脐内侧韧带，后界为髂内动脉和输尿管。卵巢的后缘游离，前缘中部血管神经出入处称为卵巢门，并借卵巢系膜连于子宫阔韧带，卵巢下端借卵巢固有韧带连于子宫角，上端以卵巢悬韧带连于盆侧壁，此韧带内有卵巢血管、淋巴管及卵巢神经丛（图 6-16）。

165

2. 输卵管

位于子宫阔韧带的上缘内,长 8～12 cm。输卵管由内侧向外侧分为 4 部(图 6-16):① 子宫部:穿行于子宫角的肌壁内,经输卵管子宫口与子宫腔相通。② 输卵管峡:短且狭细,壁厚腔窄。附件炎时,有可能导致管腔堵塞。该部位置较固定,活动度小,为输卵管结扎术的常用部位。③ 输卵管壶腹:为输卵管外侧的大部分,长 5～8 cm,该部宽而弯曲,壁厚腔大,卵子多在此部受精,再送至子宫腔着床。④ 输卵管漏斗:为输卵管外侧端的膨大部分,形如漏斗,其开口称为输卵管腹腔口,通向腹膜腔。漏斗的周缘有许多指状突起,称为输卵管伞,其中最长的一条连至卵巢上端,称为卵巢伞。

(八) 阴道

阴道是平时前、后壁相贴,富有伸展性的肌性管道。阴道前壁较短,长约 6 cm,后壁较长,约为 7.5 cm。阴道上端包绕子宫颈阴道部周围,两者之间形成的环形间隙,称为阴道穹,可分前部、后部及侧部,后部最深,与直肠子宫陷凹相邻(图 6-8),临床上可经阴道后穹穿刺引流积液。

六、盆部的血管、神经及淋巴引流

(一) 盆部的动脉

1. 髂总动脉

腹主动脉在第 4 腰椎体水平分为左、右髂总动脉,沿腰大肌内侧斜向外下,至骶髂关节前方分成髂内动脉、髂外动脉(图 6-13)。

2. 髂外动脉

髂外动脉沿腰大肌内侧缘下行,穿血管腔隙至股部。右髂外动脉起始部的前方有输尿管跨过,其外侧男性有睾丸血管及生殖股神经与之伴行,至其末段的前方有输精管越过。对于女性,髂外动脉的起始部前方有卵巢血管越过,其末段的前上方有子宫圆韧带越过。髂外动脉近腹股沟韧带处发出腹壁下动脉和旋髂深动脉。

3. 髂内动脉

髂内动脉为一短干,长约 4 cm,自髂总动脉分出后,斜向内下进入盆腔,行至梨状肌上缘处多分为前、后两干,前干分支多至脏器,后干分支多至盆壁。髂内动脉按其分布,又可分为壁支和脏支。壁支有髂腰动脉、骶外侧动脉、臀上动脉、臀下动脉和闭孔动脉。脏支包括脐动脉(近侧端发出膀胱上动脉)、膀胱下动脉、子宫动脉、直肠下动脉及阴部内动脉等。

(二) 盆部的静脉

髂总静脉在骶髂关节前方由髂内静脉和髂外静脉汇合而成。左、右髂总静脉各向内上方斜行,至第 5 腰椎体的右前方汇合成下腔静脉。髂外静脉是股静脉的直接延续,与髂外动脉伴行。髂内静脉由盆部静脉汇合而成,与髂内动脉伴行,其属支分壁支和脏支,壁支与同名动脉伴行,脏支多环绕各器官形成静脉丛,主要包括:直肠静脉丛、膀胱静脉丛、前列腺静脉丛、子宫静脉丛、阴道静脉丛及卵巢静脉丛等（图 6-10）。

（三）盆部的神经

盆部的神经一部分来自腰、骶神经，另一部分来自内脏神经。腰丛的闭孔神经沿盆侧壁经闭膜管至股部。腰骶干及第 1～4 骶神经前支组成粗大的骶丛，该丛位于梨状肌前面，其分支经梨状肌上、下孔出盆部，分布于臀区、会阴及下肢。盆部的内脏神经有骶交感干、盆内脏神经、上腹下丛和下腹下丛（图 6-11）。

（四）淋巴引流

盆部的淋巴结分为 4 群。① 髂外淋巴结：沿髂外动脉排列，收纳下肢和脐以下腹前壁的淋巴。② 髂内淋巴结：沿髂内动脉及其分支排列，收纳盆腔脏器、会阴和臀部的淋巴。③ 骶淋巴结：沿骶正中动脉排列，收纳盆后壁、直肠、子宫和前列腺的淋巴。④ 髂总淋巴结：沿髂总动脉排列，收纳上述 3 群淋巴结的输出管，然后汇入腰淋巴结（图 6-10）。

第三节　会　　阴

一、肛区

肛区又称肛门三角，包括肛管和坐骨肛门窝。

（一）肛管

肛管（anal canal）长约 4 cm，上续直肠，向下终于肛门。肛管周围有肛门内、外括约肌环绕（图 6-18）。肛门内括约肌由直肠环形平滑肌增厚形成，属不随意肌。肛门外括约肌为环绕肛门内括约肌周围的横纹肌，分为浅部、深部和皮下部，可随意控制舒缩。

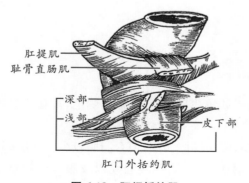

图 6-18　肛门括约肌

(二）坐骨肛门窝

1. 位置与境界

坐骨肛门窝（ischioanal fossa）又称坐骨直肠窝，位于肛管两侧，为尖朝上、底朝下的锥形腔隙（图6-19）。内侧壁为肛门外括约肌、肛提肌、尾骨肌及覆盖它们的盆膈下筋膜；外侧壁为坐骨结节内侧面、闭孔内肌及其筋膜；前壁为尿生殖膈；后壁为臀大肌下缘及其筋膜和深面的骶结节韧带。尖由盆膈下筋膜与闭孔筋膜汇合而成；底为肛门两侧的浅筋膜及皮肤。坐骨肛门窝向前延伸至肛提肌与尿生殖膈之间，形成前隐窝；向后伸入尾骨肌与臀大肌下缘和骶结节韧带之间，形成后隐窝。

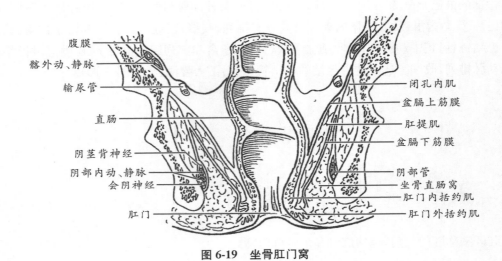

图6-19　坐骨肛门窝

2. 内容

坐骨肛门窝内充满丰富的脂肪组织，起弹性垫的作用，使肛管在排便时能充分扩张。在坐骨直肠窝的外侧壁，坐骨结节上方有阴部管，管内有阴部内血管及阴部神经。

二、尿生殖区

（一）浅层结构

1. 皮肤

尿生殖区浅层结构的皮肤较薄且色素多，被以阴毛，富有汗腺和皮脂腺。

2. 浅筋膜

浅筋膜分为浅、深两层，浅层即脂肪层，但含脂肪较少。深层即膜样层，又称会阴浅筋膜（Colles筋膜）。前上方与阴囊肉膜、阴茎浅筋膜以及腹前外侧壁的浅筋膜深层（Scarpa筋膜）相连续；两侧附着于耻骨弓和坐骨结节；后方在会阴浅横肌后缘与尿生殖膈上、下筋膜相愈合。

（二）深层结构

1. 浅层肌

浅层肌包括坐骨海绵体肌、球海绵体肌（女性为阴道括约肌）及会阴浅横肌（图 6-20、图 6-21）。

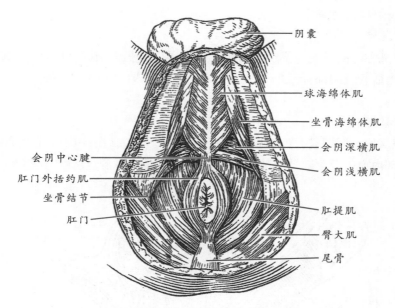

图 6-20　男性会阴肌

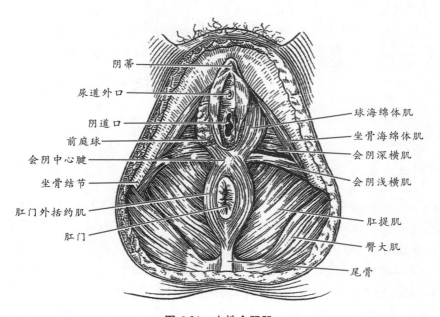

图 6-21　女性会阴肌

2. 尿生殖膈

尿生殖膈位于盆膈前份下方,封闭盆膈裂孔,男性有尿道通过,女性有尿道和阴道通过。尿生殖区的深筋膜分为两层,即尿生殖膈上筋膜和尿生殖膈下筋膜,分别位于会阴深层肌的上、下面。会阴深层肌包括会阴深横肌及尿道括约肌(女性为尿道阴道括约肌)(图6-20、图6-21)。

3. 会阴浅隙和会阴深隙

(1)会阴浅隙

会阴浅隙又称会阴浅袋。位于会阴浅筋膜及尿生殖膈下筋膜之间(图6-22),内有会阴浅层肌、阴部内血管及阴部神经的分支、阴茎脚及尿道球(女性为阴蒂脚、前庭球及前庭大腺)。

(2)会阴深隙

会阴深隙又称会阴深袋。位于尿生殖膈上、下筋膜之间(图6-22),其周缘封闭,内有会阴深层肌、阴部内血管及阴部神经的分支、尿道膜部和尿道球腺(女性为尿道及阴道下部)。

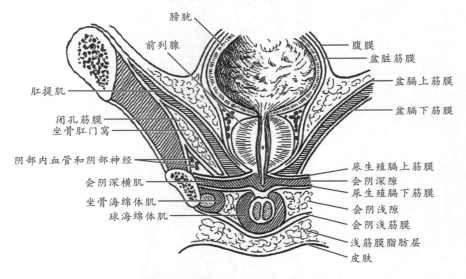

图6-22 盆部和会阴(男性冠状切面)

(三)阴囊及睾丸、精索的被膜

阴囊的皮肤较薄,有皱褶和色素沉着。浅筋膜内缺少脂肪,含有部分平滑肌纤维,称为肉膜。此膜在中线上向深部延伸形成阴囊中隔,将阴囊分成左、右两部,分别容纳两侧的睾丸、附睾、输精管的起始段及它们周围的被膜。肉膜深面的3层被膜由浅入深依次为:精索外筋膜、提睾肌和精索内筋膜,这3层被膜完全包被睾丸和精索。包被睾丸的还有来自壁层腹膜的睾丸鞘膜,分为壁、脏两层并围成闭锁的鞘膜腔,腔内含有少量积液(图6-23)。

精索(spermatic cord)是由输精管、睾丸动脉、蔓状静脉丛、淋巴管和神经外包以精索被膜所形成的索状物,始于腹股沟管深环,止于睾丸后缘上端,其上部位于腹股沟管内,下部位于阴囊内。

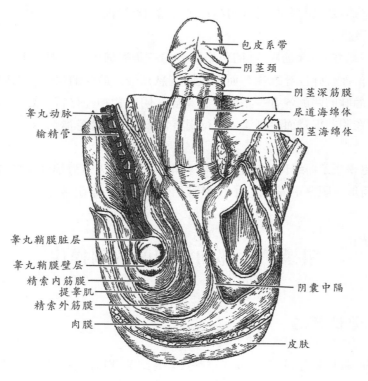

图 6-23　阴囊的层次结构

（四）阴茎

阴茎由皮肤、筋膜和海绵体构成，分为头、体和根 3 部（图 6-24）。

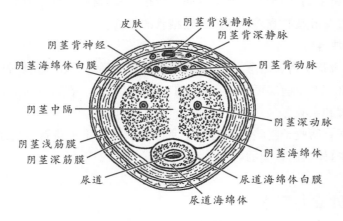

图 6-24　阴茎的层次

1. 皮肤

阴茎的皮肤薄而柔软，有伸缩性。

2. 浅阴茎筋膜

浅阴茎筋膜疏松无脂肪，易使皮肤滑动。该筋膜向周围分别移行于阴囊肉膜、会阴浅筋

171

膜及腹前外侧壁的浅筋膜深层,内有阴茎背浅动、静脉等穿行。

3. 深阴茎筋膜

深阴茎筋膜或称 Buck 筋膜,共同包裹阴茎的三条海绵体。前端始于冠状沟,后续腹白线,在耻骨联合前面有弹性纤维参与而形成阴茎悬韧带。筋膜的深面与白膜之间有阴茎背深静脉穿行,此静脉的两侧各有一条阴茎背动脉及阴茎背神经伴行。故进行包皮环切术或阴茎手术时,可在阴茎根背面两侧深部进行阴茎背神经的阻滞麻醉。

4. 白膜

白膜分别包裹三条海绵体,在阴茎海绵体部略厚,而在尿道海绵体部较薄,白膜在左、右阴茎海绵体之间形成阴茎中隔。左、右阴茎海绵体中央有一条阴茎深动脉穿行。

附录　盆部和会阴的解剖操作

一、摸认骨性标志

骨性标志有:耻骨联合、耻骨结节、耻骨弓、坐骨结节、股骨大转子、尾骨尖、骶角。

二、探查盆腔脏器和腹膜

1. 男性盆腔脏器与腹膜

翻开腹前壁,将空肠、回肠及乙状结肠向上牵拉,暴露盆腔。观察直肠、膀胱及其间的直肠膀胱陷凹。透过盆腔腹膜查看输尿管及输精管的行程。

2. 女性盆腔脏器与腹膜

显露盆腔后,观察子宫的形态、子宫阔韧带的位置及延续。在子宫阔韧带的上缘可触及输卵管。透过子宫阔韧带前层可见子宫圆韧带,看清其走向。在阔韧带后面找到卵巢,辨认与卵巢相连的韧带和系膜。

在子宫前后探查膀胱子宫陷凹和直肠子宫陷凹。将左手示指置入阴道穹后部,右手放入直肠子宫陷凹中,体会两者间的毗邻关系。

三、解剖阴茎和阴囊

1. 解剖阴茎

① 切开皮肤:在阴茎背部,从耻骨联合至包皮处沿正中线做皮肤切口,将皮片翻向两侧。

② 解剖阴茎背血管、神经:清除浅筋膜,在中线切开深筋膜,向两侧分离,可见一条阴茎背深静脉沿中线行走,两旁有阴茎背动脉伴行,动脉外侧为阴茎背神经。

2. 解剖阴囊

① 切开阴囊：在阴囊侧壁，由腹股沟管皮下环至阴囊下端，切开阴囊皮肤和肉膜，并翻向两侧。在阴囊正中面处有阴囊中隔。

② 解剖精索：切开并分离睾丸和精索的 3 层被膜，在精索内找到输精管（以手指捻认），将其与精索内的其他结构进行比较。

③ 切开睾丸鞘膜的壁层，观察鞘膜腔、睾丸和附睾。

四、锯开盆骨

在乙状结肠和直肠移行处双重结扎肠管，从双扎线间切断，以免肠内容物流出。在第 4、5 腰椎间平面横断躯干。沿正中平面切开盆腔脏器和会阴组织，然后用锯子从正中锯开第 5 腰椎、骶骨、尾骨和耻骨联合，将盆部分为左、右两半。清除直肠内容物并冲洗干净。

五、解剖盆腔内容

1. 清理髂总动脉与髂外动脉

观察并清除髂总、髂外淋巴结，剖查髂外动脉在腹股沟韧带稍上方分出的腹壁下动脉。

2. 探查耻骨后隙与直肠后隙

将手指伸入膀胱与耻骨联合之间，向两侧分离，其间的疏松结缔组织即耻骨后隙。将手指伸入直肠筋膜与骶前筋膜之间，探查直肠后隙。

3. 清理闭孔神经、输尿管与输精管

在腰大肌内侧找到闭孔神经，它紧贴盆腔侧壁前行，穿经闭膜管出骨盆。清理输尿管至膀胱，男性可见输精管从其前上方交叉，输精管末端的外侧有精囊。女性可见输尿管在子宫阔韧带基部经子宫颈侧方，向前内行至膀胱底。

4. 清理髂内动脉及其分支

髂内动、静脉伴行，沿途有髂内淋巴结排列。观察后可清除淋巴结与静脉。在闭孔神经下方可找到闭孔动脉（注意观察有无异常闭孔动脉）。在膀胱外侧缘处可找到脐动脉索，向后追踪至它从髂内动脉发出处。膀胱上、下动脉和直肠下动脉均细小，可根据其分布区予以辨认。臀上、下动脉和阴部内动脉从髂内动脉分出后即分别穿经梨状肌上、下孔出骨盆，在此不必再深追。对于女尸，要认真解剖子宫动脉，注意观察它与输尿管的关系。

5. 剖查盆丛和骶丛

分离直肠与盆壁间的疏松结缔组织，在骶骨前面找到交感干骶部，并可见上腹下丛的神经纤维降至直肠后外侧，与来自交感干神经节的细小分支以及盆内脏神经组成盆丛。向下外侧分离，在盆后壁梨状肌前面找到骶丛。

六、解剖会阴

1. 皮肤切口

自坐骨结节向前沿耻骨弓切至阴囊后侧（女尸切至耻骨联合），向后沿骶结节韧带切至尾骨。从坐骨结节向内侧至中线做一横切口。围绕肛门（女尸还要围绕外阴裂）做弧形切口，剥掉前后两块近似三角形的皮片。

2. 清理坐骨肛门窝

清理坐骨结节与肛门之间的脂肪和结缔组织，显露坐骨肛门窝。在窝的外侧壁解剖阴部管，仔细解剖出由后外侧走向前内侧的阴部内动、静脉和阴部神经，并仔细解剖出它们在坐骨肛门窝内的分支。

3. 解剖尿生殖区

① 清除浅筋膜前层，修出浅筋膜深层 Colles 筋膜。

② 切开 Colles 筋膜，观察会阴浅隙的内容（浅层肌、海绵体、会阴动脉和神经）。试着找出会阴动脉至阴囊的分支。

③ 将坐骨海绵体肌从坐骨结节翻向前，可见阴茎（蒂）海绵体后部附着于耻骨弓。沿正中线将球海绵体肌翻向外侧，暴露尿道海绵体后部（女性为前庭球），在其后端试着找出前庭大腺。海绵体深侧即尿生殖膈。

（倪进忠　刘敏）

第七章

头　部

第一节　概　述

头部由颅与面两部分组成,颅容纳脑及其被膜,面部有视器、位听器、口和鼻等器官。头部的血液供应来自颈总动脉和椎动脉,神经主要受脑神经支配。

一、境界与分区

头部借下颌骨下缘、下颌角、乳突尖端、上项线和枕外隆凸的连线与颈部分界。经过眶上缘、颧弓上缘、外耳门上缘和乳突的连线,分为后上方的颅部和前下方的面部。

二、体表标志

头部常用的体表标志如下:

1. 眉弓

眉弓位于眶上缘上方的弓状隆起,其内侧份的深面有额窦。

2. 眶上切迹

眶上切迹位于眶上缘的中、内 1/3 交界处,眶上血管和神经由此通过。

3. 眶下孔

眶下孔位于眶下缘中点的下方约 1 cm 处,眶下血管及神经经此穿出。此处可进行眶下神经阻滞麻醉。

4. 翼点

翼点位于颧弓中点上方约二横指处。额、顶、颞、蝶四骨在此相接,多呈"H"形的缝。翼点是颅骨的薄弱部分,其内面有脑膜中动脉前支通过。

5. 颧弓

颧弓由颞骨的颧突和颧骨的颞突共同构成,颧弓上缘相当于大脑颞叶前端的下缘。

6. 乳突

乳突位于耳垂后方,其根部的前内方有茎乳孔,乳突后部的颅底内面有乙状窦沟。

7. 枕外隆凸

枕外隆凸是位于枕骨外面正中向后的最突出的隆起,与枕骨内面的窦汇相对应。

8. 下颌角

下颌角位于下颌底与下颌支后缘相交处。

三、体表投影

为了描述脑膜中动脉和大脑半球上外侧面主要沟、回的位置及其体表投影,通常要先确定 6 条标志线(图 7-1):

① 下水平线:通过眶下缘与外耳门上缘的线。

② 上水平线:经过眶上缘,与下水平线平行的线。

③ 矢状线:从鼻根沿颅顶正中线到枕外隆凸的弧线。

④ 前垂直线:通过颧弓中点的垂线。

⑤ 中垂直线:经过髁突中点的垂线。

⑥ 后垂直线:经过乳突基部后缘的垂线。

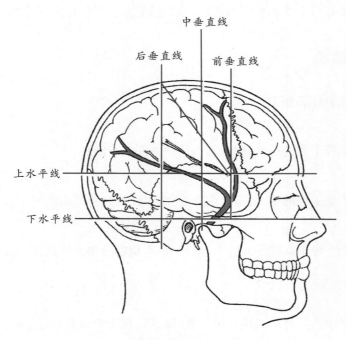

图 7-1　颅部的标志线与主要体表投影

第二节　面　部

　　面部可分为眶区、鼻区、口区和面侧区。面侧区为介于颧弓、鼻唇沟、下颌骨下缘与胸锁乳突肌上部前缘之间的区域,又可分为颊区、腮腺咬肌区和面侧深区。

一、面部浅层结构

(一) 皮肤与浅筋膜

　　面部皮肤薄而柔软,富有弹性,含有较多的皮脂腺、汗腺和毛囊,是皮脂腺囊肿和疖肿的好发部位。面部皮肤表面有不同走向的皮纹,故面部皮肤切口方向应尽可能与皮纹一致。浅筋膜由疏松结缔组织和脂肪组织等构成,位于颊部的脂肪团块称为颊脂体。睑部皮肤最薄,皮下浅筋膜组织疏松,一般不含脂肪,易出现水肿。浅筋膜内有表情肌以及神经、血管和腮腺管等穿行(图 7-2)。

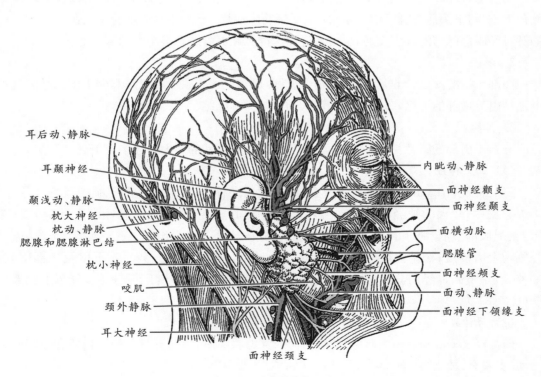

图 7-2　面部浅层结构

耳后动、静脉
耳颞神经
颞浅动、静脉
枕大神经
枕动、静脉
腮腺和腮腺淋巴结
枕小神经
咬肌
颈外静脉
耳大神经
面神经颈支

内眦动、静脉
面神经颞支
面神经颧支
面横动脉
腮腺管
面神经颊支
面动、静脉
面神经下颌缘支

177

（二）面肌

面肌又称表情肌，属于皮肌，薄而纤细，起自颅骨或筋膜，止于皮肤。面肌主要围绕在睑裂、口裂、鼻和耳的周围，有缩小或开大孔裂的作用，收缩时可牵动皮肤，使面部呈现各种表情。面肌由面神经分支支配。

（三）血管、淋巴及神经

1. 血管

分布于面部浅层的主要动脉为面动脉，静脉回流入面静脉。

（1）面动脉

面动脉（facial artery）起自颈外动脉，行向前内上方，经二腹肌后腹与茎突舌骨肌深面，进入下颌下三角，继而经下颌下腺深方，在咬肌止点前缘处绕过下颌体下缘转至面部，迂曲行向内上，经口角和鼻翼外侧至内眦，改称内眦动脉。在下颌骨下缘与咬肌前缘相交处，可触及面动脉的搏动。面浅部出血，可压迫此处止血。面动脉的分支主要有颏下动脉、上唇动脉、下唇动脉和鼻外侧动脉等。

（2）面静脉

面静脉（facial vein）始于内眦静脉，伴行于面动脉的后方，向外下越过下颌体下缘至下颌角下方，与下颌后静脉的前支汇合，穿颈深筋膜浅层，于舌骨大角高度注入颈内静脉。面静脉可经眼静脉与海绵窦交通，也可通过面深静脉和翼静脉丛等与海绵窦交通。

2. 淋巴

面部浅层的淋巴管非常丰富，常吻合成网，通常注入下颌下淋巴结和颏下淋巴结。这些淋巴结引流面部的淋巴，其输出管均注入颈外侧深淋巴结。

3. 神经

分布于面部的感觉神经来自三叉神经，支配面肌运动的是面神经的分支。

（1）三叉神经

三叉神经（trigeminal nerve）为混合神经，发出眼神经、上颌神经和下颌神经三大分支。下级分支中，较大的神经有：眶上神经，是眼神经的分支，伴眶上血管经眶上孔（切迹）穿出，支配额部皮肤；眶下神经，是上颌神经的终支，伴眶下血管出眶下孔，分布于下睑、鼻背外侧及上唇皮肤；颏神经，是下颌神经的分支，伴颏血管穿颏孔，分布于下唇及颏部皮肤；颊神经，是下颌神经的分支，分布于颊部皮肤、黏膜；颧神经，发自上颌神经，分布于颧部皮肤（图 7-3）。

（2）面神经

面神经（facial nerve）由茎乳孔穿出，向前穿腮腺实质，分为五组支配表情肌和颈阔肌的运动，主要有：颞支、颧支、颊支、下颌缘支和颈支（图 7-2）。

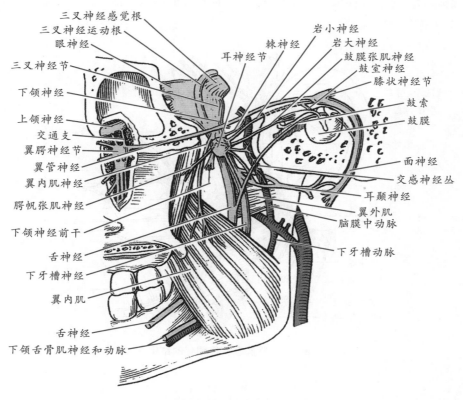

三叉神经感觉根
三叉神经运动根
眼神经
三叉神经节
下颌神经
上颌神经
交通支
翼腭神经节
翼管神经
翼内肌神经
腭帆张肌神经
下颌神经前干
舌神经
下牙槽神经
翼内肌
舌神经
下颌舌骨肌神经和动脉

棘神经
耳神经节
岩小神经
岩大神经
鼓膜张肌神经
鼓室神经
膝状神经节
鼓索
鼓膜
面神经
交感神经丛
耳颞神经
翼外肌
脑膜中动脉
下牙槽动脉

图 7-3　三叉神经的分支

二、腮腺咬肌区

腮腺咬肌区是指腮腺和咬肌所在的下颌支外面和下颌后窝，其上界为颧弓与外耳道，下界为下颌骨下缘平面，前界为咬肌前缘，后界为乳突和胸锁乳突肌上部的前缘。下颌支后缘以后的部分称为下颌后窝，腮腺咬肌区内的主要结构有腮腺、咬肌以及有关的血管、神经（图 7-2、图 7-4、图 7-5）。

（一）腮腺

腮腺（parotid gland）位于外耳道前下方，上缘邻近颧弓，下缘平下颌角，前邻咬肌、下颌支和翼内肌的后缘，后邻乳突前缘及胸锁乳突肌上部的前缘。腮腺呈不规则的楔形，底向外，尖向内突向咽旁。通常以下颌支后缘或以穿过腮腺的面神经丛平面为界，将腮腺分为浅、深两部。

（二）腮腺咬肌筋膜

腮腺咬肌筋膜为颈深筋膜浅层向上的延续，在腮腺后缘分为浅、深两层，包绕腮腺形成腮腺鞘，两层在腮腺前缘处融合，覆盖于咬肌表面。腮腺鞘与腮腺结合紧密，并发出许多间隔伸入腺体,将其分隔为许多小叶,因此腮腺化脓时可形成多个散在的小脓灶,在切开排脓时,应注意引流每个脓腔。

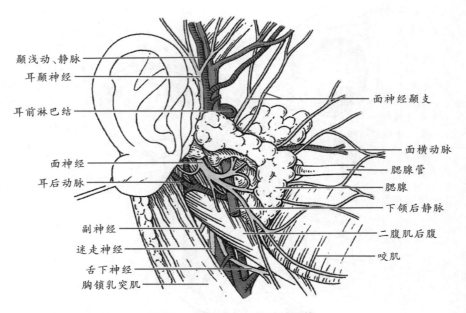

图 7-4 腮腺及穿经腮腺的结构

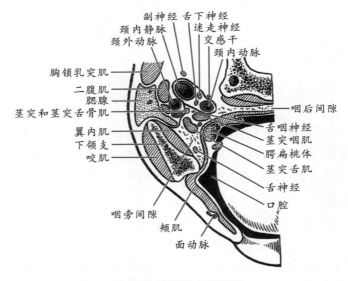

图 7-5 面侧区水平切面

(三) 穿经腮腺的结构

腮腺内有血管神经纵横穿行,纵行的有颈外动脉、下颌后静脉、颞浅动脉、颞浅静脉及耳颞神经;横行的有上颌动脉、上颌静脉、面横动脉、面横静脉及面神经的分支。上述血管神经由浅入深依次为:面神经分支、下颌后静脉、颈外动脉及耳颞神经(图 7-4)。在腮腺内,有腮腺淋巴结。

1. 面神经

面神经干于腮腺后内侧面进入腮腺。在腮腺内,面神经分为上、下两干,自干再发出9~12条分支,彼此交织成丛,最后形成颞支、颧支、颊支、下颌缘支和颈支5组分支。正常情况下,面神经外膜与腮腺组织容易分离,但病变时常紧密粘连,术中分离较为困难。腮腺切除术时应注意保护面神经,以免引起面瘫。

2. 下颌后静脉

颞浅静脉与颞浅动脉伴行,自腮腺上端穿入腮腺深面,在腮腺内与上颌静脉汇合形成下颌后静脉(retromandibular vein)。下颌后静脉在颈外动脉的浅面下行至腮腺的下端,分为前、后2支,前支与面静脉汇合,注入颈内静脉;后支与耳后静脉汇合形成颈外静脉。

3. 颈外动脉

颈外动脉(external carotid artery)由颈部上行,经二腹肌后腹和茎突舌骨肌深面入下颌后窝,由深面穿入腮腺,行于下颌后静脉的后内侧,至下颌颈平面分为上颌动脉和颞浅动脉2个终支。上颌动脉经下颌颈内侧入颞下窝;颞浅动脉在腮腺深面发出面横动脉后,越颧弓根部表面至颞区。

4. 耳颞神经

耳颞神经(auriculotemporal nerve)在腮腺深面上行,出腮腺至颞区。当耳颞神经因腮腺肿胀或受肿瘤压迫时,可引起由颞区向颅顶部放射的剧痛。

(四) 腮腺的毗邻

腮腺借腮腺鞘与诸多结构相毗邻(图7-2)。其上缘邻外耳道及颞下颌关节后面;外面与位于浅筋膜内的耳大神经末梢和腮腺浅淋巴结相邻;前内面邻接咬肌、下颌支及翼内肌后部;后内面与乳突、胸锁乳突肌、二腹肌后腹、茎突诸肌、颈内动脉、颈内静脉和第Ⅸ~Ⅻ对脑神经毗邻。腮腺深面的颈内动、静脉和后4对脑神经,共同形成"腮腺床"(图7-5)。

(五) 咬肌

咬肌(masseter)起自颧弓下缘及其深面,止于下颌支外侧面和咬肌粗隆。该肌后上部为腮腺浅部所覆盖,表面覆以咬肌筋膜,浅面有面横动脉、面横静脉、腮腺管、面神经的颊支和下颌缘支通过。

三、面侧深区

面侧深区位于腮腺咬肌区前部深面,口腔及咽的外侧,相当于颞下窝的范围,是由顶、底、四壁围成的腔隙。顶为蝶骨大翼的颞下面,底平下颌骨下缘,前壁为上颌骨体的后面,后壁为腮腺深部,外侧壁为下颌支,内侧壁为翼突外侧板和咽侧壁。此区内有翼内、外肌及出入颅底的血管、神经通过。

(一) 翼内、外肌

翼内肌(medial pterygoid muscle)起自翼突窝,肌纤维斜向外下,止于下颌角内侧面的翼肌粗隆。翼外肌(lateral pterygoid muscle)有两头,上头起自蝶骨大翼的颞下面,下头起自翼突外侧板的外面,两束肌纤维均斜向外后方,止于下颌颈前面的翼肌凹。翼内、外肌两肌腹间及其周围的疏松结缔组织中,有血管与神经交错穿行。

(二) 翼静脉丛

翼静脉丛(pterygoid venous plexus)位于翼外肌周围。翼静脉丛收纳与上颌动脉分支伴行的静脉,最后汇合成上颌静脉,回流至下颌后静脉,翼静脉丛经过面深静脉与面静脉交通,并与海绵窦交通,故面部的感染可沿上述途径蔓延至颅内。

(三) 上颌动脉

上颌动脉(maxillary artery)在平下颌颈高度起自颈外动脉,入颞下窝,经翼外肌的浅面或深面,穿翼外肌两头间入翼腭窝。上颌动脉以翼外肌为标志可分为3段(图7-6)。第1段又称为下颌段,自起始处至翼外肌下缘。其主要分支有:① 下牙槽动脉:经下颌孔入下颌管,分支至下颌骨、下颌牙及牙龈,终支出颏孔至颏区。② 脑膜中动脉:行经翼外肌深面,穿耳颞神经两根之间垂直上行,经棘孔入颅中窝,分为前、后两支分布于颞顶区内面的硬脑膜。第2段又称翼肌段,位于翼外肌的浅面或深面,分支至咀嚼肌和颞下颌关节表面,另发出颊动脉,分布于颊肌及颊黏膜。第3段又称翼腭窝段,经翼外肌两头之间进入翼腭窝。主要分支有:① 上牙槽后动脉:向前下穿入上颌骨后面的牙槽孔,分布于上颌窦黏膜、上颌磨牙及牙龈等。② 眶下动脉:向前经眶下裂、眶下沟、眶下管,出眶下孔,沿途发出分支分布于上颌前部牙及牙龈,最后分布于下睑及眶下方的皮肤。

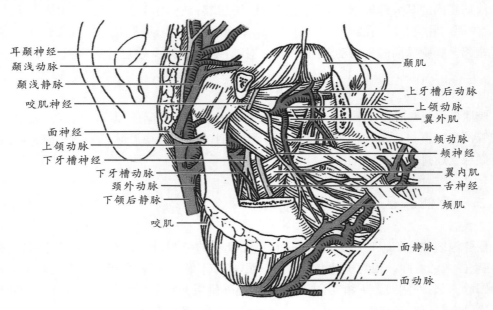

图7-6　面侧深区的血管与神经(浅部)

（四）下颌神经

下颌神经（mandibular nerve）是三叉神经最大的分支，为混合性神经，自卵圆孔出颅行至翼外肌深面分为数支。下颌神经除发出肌支咀嚼肌神经支配咀嚼肌外，还发出 4 条感觉神经：① 颊神经：经翼外肌两头之间穿出，穿颊肌分布于颊黏膜、颊侧牙龈及颊部和口角的皮肤。② 耳颞神经：多以两根环绕脑膜中动脉后合成一干。沿翼外肌深面行至下颌后窝，再向上穿腮腺，分布于耳廓、外耳道及颞部的皮肤。③ 舌神经：在翼外肌深面与鼓索汇合，分布于下颌下腺、舌下腺、舌前 2/3 及口底的黏膜。④ 下牙槽神经：在舌神经的后方，于翼内肌外侧下行，经下颌孔入下颌管，前行至颏孔，分布于下颌骨及下颌诸牙。出颏孔后称为颏神经，分布于颏区皮肤（图 7-3）。

四、面部的间隙

面部的间隙在颅底与上、下颌骨之间，散在于筋膜间、筋膜与肌之间、肌与骨之间的潜在间隙，彼此相通。各间隙内均被疏松结缔组织所充满。间隙感染时，可局限于一个间隙，也可沿间隙扩散。

（一）咬肌间隙

咬肌间隙（masseter space）是位于咬肌与下颌支之间的狭窄间隙。咬肌的血管神经通过下颌切迹穿入此隙进入咬肌。咬肌间隙下部前邻下颌第三磨牙，后为腮腺。许多牙源性感染有可能扩散至此间隙。

（二）翼下颌间隙

翼下颌间隙（pterygomandibular space）是位于下颌支与翼内肌之间的间隙。与咬肌间隙仅隔下颌支，两间隙经下颌切迹相通。此间隙内有舌神经、下牙槽神经和下牙槽动、静脉通过，下牙槽神经阻滞，即注射麻醉药液于此间隙内。牙源性感染常累及此间隙。

（三）舌下间隙

舌下间隙（sublingual space）位于下颌体的内侧。上界为口底黏膜，下界为下颌舌骨肌和舌骨舌肌，间隙内有舌下腺、下颌下腺、下颌下神经节、舌神经、舌下神经和舌下血管等。舌下间隙向后在下颌舌骨肌后缘处与下颌下间隙相交通，向后上通翼下颌间隙，向前与对侧舌下间隙相交通。

第三节　颅　　部

颅部由颅顶、颅底与颅腔及其内容物等组成。颅顶分为额顶枕区和颞区，由颅顶软组织及其深面的颅盖骨等构成。颅底有内、外面之分,有许多重要的孔道,是神经、血管出入颅的部位。

一、颅顶

(一) 额顶枕区

额顶枕区的前界为眶上缘,后界为枕外隆凸及上项线,两侧借上颞线与颞区分界。覆盖于此区的软组织,由浅入深分为 5 层(图 7-7),依次为皮肤、浅筋膜、帽状腱膜与枕额肌、腱膜下疏松结缔组织、颅骨外膜。其中,浅 3 层紧密结合不易分离,人们常将此 3 层合称为"头皮"。

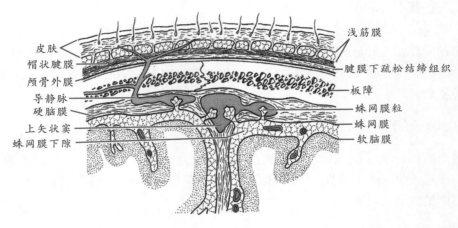

图 7-7　颅顶层次

1. 皮肤

皮肤厚而致密,含有大量的毛囊、汗腺、皮脂腺及丰富的血管和淋巴管,为疖肿和皮脂腺囊肿的好发部位。

2. 浅筋膜

浅筋膜由致密结缔组织和脂肪组织构成,致密结缔组织形成许多纵向走行的纤维隔,使皮肤和帽状腱膜紧密相连,将脂肪分隔。头皮的血管和神经主要位于此层内,且多相伴呈辐辏状的走行。此层感染时,炎症渗出物不易扩散,早期可压迫神经末梢引起剧痛。小格内的血管壁多被周围结缔组织紧密固定,创伤后血管断端不易回缩闭合,故出血较多,常需压迫或缝合止血。

3. 帽状腱膜

帽状腱膜位于此区中部。坚韧致密,前连枕额肌的额腹,后连该肌枕腹,两侧至颞区逐渐变薄,与颞筋膜浅层相续。头皮裂伤如伴有帽状腱膜横向断裂时,由于枕额肌的收缩,则伤口裂开较大。缝合头皮时,应仔细缝合腱膜,以减少皮肤张力,有利于止血和创口的愈合(图 7-8)。

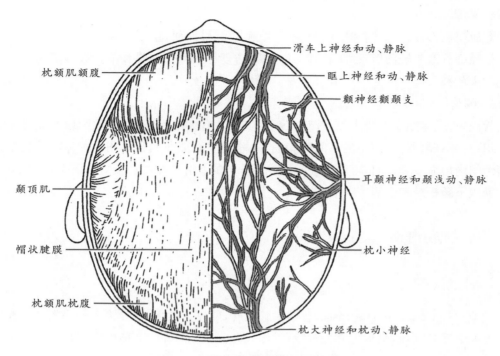

图 7-8 枕额肌和颅顶部的血管神经

4. 腱膜下疏松结缔组织

腱膜下疏松结缔组织又称腱膜下间隙,实为一层疏松结缔组织。头皮借此层与颅骨外膜疏松结合,头皮撕脱伤多自此层分离。此隙范围广,移动性大,开颅时可经此间隙将皮瓣游离后翻起。当腱膜下间隙内积血或积脓时,会广泛蔓延至全颅顶。

5. 颅骨外膜

颅骨外膜由致密结缔组织构成,借少量疏松结缔组织与颅骨表面相连,易于剥离。在骨缝处则结合紧密,不易分开。骨膜下发生感染或血肿常局限于一块颅骨的范围。

(二) 颞区

颞区位于颅顶两侧,上界为上颞线,下界为颧弓上缘,前界为额骨和颧骨的结合部,后界为上颞线的后下段。此区的软组织,由浅入深依次为皮肤、浅筋膜、颞筋膜、颞肌和颅骨外膜。

1. 皮肤

皮肤前部较薄,移动性较大,后部较厚。

2. 浅筋膜

浅筋膜含脂肪组织较少,内有血管、神经穿行,可分为耳前和耳后两组。耳前组有颞浅动、静脉和耳颞神经,三者伴行出腮腺上缘到达颞区,分布于颞区和额顶区。后组有耳后动、静脉和枕小神经,分布于耳后及枕外侧部。

3. 颞筋膜

颞筋膜较致密,上方附着于上颞线。向下分为浅、深两层:浅层附着于颧弓上缘的外面,深层附着于颧弓上缘的内面。

4. 颞肌

颞肌呈扇形,起自颞窝和颞筋膜深面,肌束经颧弓深面,止于下颌骨的冠突。经颞区开颅术切除部分颞骨鳞部后,颞肌和其深面的颞筋膜足以保护脑膜和脑。故颞区为开颅术常采用的入颅部位。

5. 颅骨外膜

骨膜较薄、紧贴于颞骨表面,骨膜与颞肌之间含有大量脂肪组织,称为颞筋膜下疏松结缔组织。向下经颧弓深面与颞下间隙相通,向前则与面部的颊脂体相连续。颞筋膜下疏松结缔组织内出血或炎症时,可向下蔓延形成面深部的血肿或脓肿。反之,面部炎症也可蔓延到颞筋膜下疏松结缔组织中。

二、颅底内面

(一) 颅前窝

颅前窝(anterior cranial fossa)容纳大脑额叶,前界为额鳞,后界为蝶骨小翼的后缘。中部凹陷处为筛骨筛板,筛板上有许多筛孔,构成鼻腔顶。前外侧部形成额窦和眶的顶部。

(二) 颅中窝

颅中窝(middle cranial fossa)容纳大脑颞叶和垂体,前界为蝶骨小翼的后缘,后界为颞骨岩部的上缘及鞍背。颅中窝可分为较小的中央部(蝶鞍区)和两侧两个大而凹陷的外侧部(图7-9)。

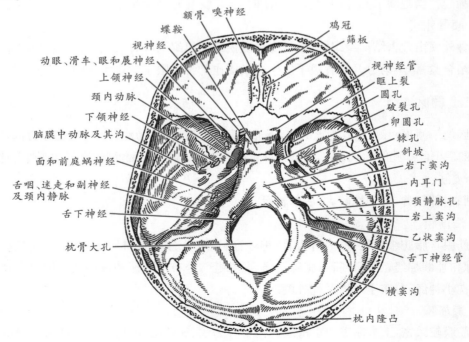

图 7-9 颅底内面观

1. 蝶鞍区

蝶鞍区是指颅中窝中央部的蝶鞍及其周围的区域。该区主要的结构有垂体、垂体窝和两侧的海绵窦等。

（1）垂体与垂体窝

垂体位于蝶鞍中央的垂体窝内，借漏斗穿鞍膈中央的膈孔与第三脑室底的灰结节相连。垂体窝的前方为鞍结节，前外侧为视神经管，后方为鞍背，两侧为海绵窦，顶为硬脑膜形成的鞍膈。鞍膈的前上方有视交叉和视神经，底隔一薄层骨壁与蝶窦相邻。垂体前叶肿瘤可将鞍膈前部推向上方，压迫视交叉，出现视野缺损。垂体肿瘤向上突入第三脑室，可引起脑脊液循环障碍，导致颅内压增高。

（2）海绵窦

海绵窦属硬脑膜窦，位于蝶鞍和垂体的两侧，前达眶上裂内侧部，后至颞骨岩部的尖端，窦内有许多结缔组织小梁，将窦腔分隔成许多相互交通的小腔隙。窦中血流缓慢，感染时易形成栓塞。

海绵窦的外侧壁内自上而下有动眼神经、滑车神经、眼神经和上颌神经通过，内侧壁上部与垂体相邻，窦内有颈内动脉及其外侧的展神经通过（图 7-10）。

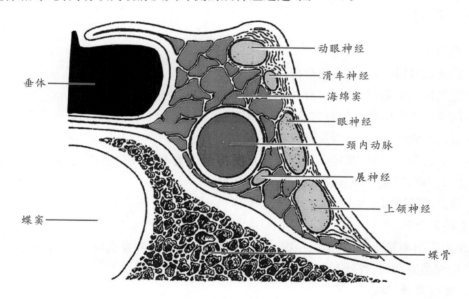

图 7-10　海绵窦（冠状切面）

2. 外侧部

颅中窝的外侧部容纳大脑颞叶。前方的眶上裂内有动眼神经、滑车神经、眼神经、展神经及眼上静脉穿行。在眶上裂后方，由前内向后外有圆孔、卵圆孔和棘孔依次排列，分别有上颌神经、下颌神经及脑膜中动脉通过。弓状隆起位于颞骨岩部前面中份，其外侧为鼓室盖，由薄层骨质构成，分隔鼓室与颞叶及脑膜。颞骨岩尖处的浅窝称为三叉神经压迹，是三叉神经节所在部位。蝶鞍两侧的浅沟为颈动脉沟。沟的后端有由颞骨岩尖和蝶骨体围成的破裂孔，该孔续于颈动脉管内口，颈内动脉经此入颅。

（三）颅后窝

颅后窝（posterior cranial fossa）容纳小脑、脑桥和延髓。前界为鞍背，前外侧界为颞骨岩部上缘，后外侧界为横窦沟。窝底的中央有枕骨大孔，孔内有延髓与脊髓连接，并有副神经的脊髓根、椎动脉和椎内静脉丛通过。颅内的三层脑膜在枕骨大孔处与脊髓被膜相移行，但硬脊膜于枕骨大孔处与骨膜紧密愈着，故脊髓的硬膜外隙不通颅内，枕骨大孔的前方为斜坡，承托脑桥和延髓；后方有枕内隆凸，为窦汇所在处。横窦起自窦汇，向两侧在同名沟内行向颞骨岩部上缘的后端，续于乙状窦。乙状窦沿颅侧壁下行，继而转向内侧，达颈静脉孔，续于颈内静脉。颅后窝骨质最厚，发生骨折较颅前窝和颅中窝为少，一旦发生，后果极为严重。如骨折发生在枕骨大孔处，易伤及延髓，可引起死亡。

附录　头部的解剖操作

一、面部

1. 切口

① 尸体取仰卧位，面部皮肤很薄，皮肤切口要浅。

② 自颅顶正中向前下，经鼻背、人中至下颌体下缘做矢状位切口。

③ 从颅顶正中向两侧做冠状位切口至耳廓上端。

④ 沿上下睑缘、鼻孔周围及唇缘各做环行切口。

⑤ 沿下颌骨下缘做切口至下颌角，然后转向后上方至乳突尖。将面部皮肤翻向两侧，翻皮时皮片要薄，避免损坏深面的面肌、血管和神经。

2. 解剖面部浅层结构

（1）解剖面肌

依次解剖出眼轮匝肌、枕额肌额腹、口轮匝肌等口周围肌和覆盖面下缘的颈阔肌。解剖时，尽可能保留穿面肌达浅层的血管和神经分支。

（2）追踪面动、静脉

在咬肌前缘与下颌骨下缘交点处，寻认面动脉及伴行其后外方的面静脉。追踪面动脉和面静脉，向内上直至内眦，延续为内眦血管。依次剖出面动脉的分支：下唇动脉、上唇动脉以及它的终支内眦动脉。在颊肌表面寻找面深静脉，该静脉向后与面深部的翼静脉丛相连。

（3）剖查三叉神经的面部分支及伴行血管

① 在眶上缘内、中 1/3 交界处，小心分离眼轮匝肌和额肌，寻找从眶上切迹（或孔）穿出的眶上血管和神经，并在其内侧约 1 cm 处找出滑车上血管、神经。

② 眶下缘中点下方约 1 cm 处纵行切开提上唇肌，在该肌深面的结缔组织中找出由眶下孔穿出的眶下动脉、眶下静脉和神经。

③ 下颌体下缘，在距正中线 2～3 cm 处做横切口，切口深达骨膜。切断降口角肌并向

上翻起,寻找由颏孔穿出的颏血管和神经。

④ 在咬肌前缘偏上份寻找出经该肌深面穿出的颊神经和颊动脉。细心摘除位于咬肌前缘及其深面的颊脂体。

3. 解剖腮腺咬肌区

（1）解剖腮腺咬肌筋膜及腮腺管

修洁腮腺咬肌筋膜,见其形成包绕腮腺的腮腺鞘。清除鞘浅面的腮腺淋巴结。在腮腺前缘颧弓下方约一横指处找到腮腺管,并向前追踪到它穿入颊肌处。

（2）解剖穿出腮腺上缘、前缘及下端的结构

① 近腮腺上缘由后向前寻找出耳颞神经和颞浅动、静脉。在颞浅血管前方寻找越颧弓上行的面神经颞支和越颧骨向前上行的颧支,在腮腺管上、下方找出面神经的颊支及位于管上方与颊支伴行的面横动、静脉。

② 在腮腺前缘寻找沿下颌体下缘前行的下颌缘支。

③ 在腮腺下端找出穿行于颈阔肌深面的面神经颈支。寻认于腮腺下端穿出的下颌后静脉前支,并向下追踪到它与面静脉汇合处。追踪面神经的上述分支至进入面肌处,观察上述分支相互间的吻合情况。

（3）解剖腮腺及穿经腮腺的结构

沿面神经分支切开其浅面的腮腺组织,向后追踪到面神经干,然后逐一剖出其他分支。循面神经分支平面分离腮腺实质,从后方将腮腺浅部成片剖起,连同腮腺导管一起翻向前方,摘除腮腺余部。解剖穿经腮腺的结构:

① 清理面神经主干、沿腮腺丛向后追踪面神经主干至其穿出茎乳孔处。

② 复查下颌后静脉,该静脉位于腮腺丛深侧,向下分为前、后两支,前支汇入面静脉,后支注入颈外静脉。

③ 清理颈外动脉及其分支,颈外动脉由颈部入下颌后窝,从深面穿入腮腺,行于下颌后静脉的内侧。剖出由其发出的枕动脉、耳后动脉、颞浅动脉和上颌动脉。

④ 剖查耳颞神经,该神经根部在翼外肌深面,暂不深究。

⑤ 辨认"腮腺床"诸结构,查认颈内动、静脉,二腹肌后腹,茎突诸肌及后 4 对脑神经,它们组成"腮腺床"。

（4）剖查咬肌

清除咬肌筋膜,查看咬肌的纤维方向。于咬肌起点的前、后两缘锯断颧弓,将锯下的骨段连同咬肌牵向外下侧。打开咬肌间隙,找到穿出下颌切迹入咬肌的血管和神经并切断。剥离咬肌附着于下颌支上的止点,把咬肌翻向下颌角。复习咬肌间隙的位置、内容和交通。

4. 解剖颞肌和颞下颌关节

（1）解剖颞肌

修洁浅筋膜,暴露颞筋膜,尽量保留行于浅筋膜内的颞浅动、静脉和耳颞神经及其分支。沿上颞线切开颞筋膜,由前向后翻起,暴露颞肌。将刀柄经下颌切迹向前下方深入冠突深面,以保护深部的结构。斜形锯断冠突,用咬骨钳修平骨断面。将冠突连着的颞肌止端向上翻起,钝行剥离起自颞窝的颞肌纤维,找出经颞肌深面贴颅骨表面上行的颞深血管及神经。

（2）剖查颞下颌关节

修洁颞下颌关节囊外壁增厚的颞下颌韧带。切除关节囊的外侧壁，显示关节盘及上、下两个关节腔。观察颞下颌关节的组成。

5. 解剖面侧深区

（1）解剖露面侧深区

用刀柄自下颌颈和下颌支后缘的深面插入，使下颌颈和下颌支与深在的软组织分离，刀柄向下移动受阻处就是下牙槽神经和血管穿入下颌孔之处。用骨剪剪断下颌颈，并紧靠下颌孔上方水平锯断下颌支，将此段骨片去掉，小心除去脂肪纤维组织，露出深面的肌肉、血管和神经。依次找出并修洁下列结构：

① 在下颌孔处找到下牙槽神经和下牙槽动脉，向上追踪到翼外肌下缘。在下牙槽神经进入下颌孔的稍上方，寻找它发出的细小的下颌舌骨肌神经。

② 在下牙槽神经的前方，翼内肌表面找出舌神经。

③ 追踪颊神经到翼外肌两头之间，颞深神经和咬肌神经到翼外肌上缘。

④ 修洁位于翼外肌表面的上颌动脉及其分支。有时上颌动脉位于翼外肌深面，待以后再解剖。在修洁过程中遇到一些小静脉交织成网，即翼静脉丛，可除掉。翼静脉丛向后下汇合成 1～2 支较大的静脉，即上颌静脉。

⑤ 修洁翼外肌和翼内肌已暴露的部分，观察它们的起止和形态。

（2）解剖面侧深区浅部

① 除去颞下颌关节盘、下颌头及翼外肌，注意不要损伤耳颞神经、上颌动脉和深面其他结构。

② 修洁下颌神经及其分支，拉舌神经向前，找出加入其后缘的鼓索神经。凿开下颌管，追踪下牙槽神经到牙根和颏孔。

③ 修洁上颌动脉第一段，找出它的分支。追踪脑膜中动脉到棘孔，看清耳颞神经两个根包绕脑膜中动脉的情况，追踪修洁耳颞神经。

④ 分离下颌神经干（必要时可以切断翻开），试寻找位于其深面的耳节和连于耳节的小支。

（3）解剖面侧深区深部

① 切除翼外肌：用刀柄将其上头的起点自骨面分离，再将刀柄伸入翼内肌与翼外肌之间，分离二肌，继续向前剥离翼外肌下头在翼突外侧面的起点。然后，紧靠下颌颈和颞下颌关节的前缘切断翼外肌的止点。最后将翼外肌切除，注意不要损坏其附近的血管、神经。

② 追踪脑膜中动脉：找出上颌动脉第一段发出的脑膜中动脉，向上追踪到它穿入棘孔处。

③ 清理下颌神经及其分支：循下牙槽神经和舌神经向上追踪到下颌神经出卵圆孔处。辨认下颌神经的另外两个感觉支，即颊神经和耳颞神经。查看耳颞神经的两个根夹持着脑膜中动脉，合成一干，向后经髁突的内侧至下颌后窝，穿腮腺上行至颞部。

④ 解剖观察鼓索：翻起翼外肌，找出舌神经，在舌神经的后缘与颅底之间寻认，向前下方汇入舌神经的鼓索。

⑤ 寻认上牙槽后动脉和神经：在近翼腭窝处，寻认穿入上颌体后面的上牙槽后神经和

动脉。

6. 解剖舌下间隙

① 清理舌神经,找出位于舌神经下方与下颌下腺之间的下颌下神经节。

② 解剖出下颌下腺、舌下腺和下颌下腺管,该管行于舌骨舌肌的浅面,与舌神经交叉,经舌下腺内侧与舌下腺大管合并,开口于舌下阜。

③ 修洁深方的舌骨舌肌和茎突舌肌。

④ 沿舌骨大角上方找到舌动脉,沿舌动脉主干追踪至舌下间隙,可见舌动脉进入舌骨舌肌的深面。

二、颅部

1. 解剖颅顶部软组织

（1）皮肤

将尸体头部垫高,把颅顶正中矢状皮肤切口向后延续到枕外隆凸,并从颅顶正中做一冠状切口向下到耳根上方,再向下切开耳根前、后的皮肤,翻去头部所有剩余皮片。

（2）浅筋膜

① 在前额找到前面已找出的滑车上神经和血管、眶上神经和血管、颅顶肌的额腹,向上追踪修洁直到颅顶。

② 向上追踪面神经颞支,同时修洁颞筋膜前部。

③ 向上追踪颞浅血管和耳颞神经。

④ 在耳廓后面,追踪并修洁耳大神经、枕小神经、耳后血管、耳后神经。

⑤ 将尸体翻转,面部朝下,在枕外隆凸处的浅筋膜中找出由颈部上升的第 3 颈神经末支。摸认上项线,估计这里浅筋膜的厚度,然后在距枕外隆凸外侧 2.5 cm 处切开浅筋膜,找出在此处穿出深筋膜的枕动脉和枕大神经,追踪它们到颅顶。

（3）帽状腱膜、腱膜下疏松结缔组织、颅骨外膜

① 从上向下,修洁颅顶腱膜的后部和枕额肌的枕腹,注意不要损伤血管和神经。

② 在正中线切开颅顶腱膜,插入刀柄,检查其下面的疏松结缔组织和颅顶肌前、后、左、右相连情况。分层仔细观察帽状腱膜、腱膜下疏松结缔组织和颅骨外膜。

2. 开颅取脑

（1）锯除颅盖

① 从颞骨骨面上切断颞肌起点,除去颞肌。

② 通过眶上缘上方与枕外隆凸上方各 1 cm 处的平面,用刀划出环行线,依此线小心逐段锯透颅骨外板、板障和部分内板,深浅以勿伤及脑为度,使颅盖与颅底完全断离即可。再用"丁"字形开颅器插入锯开的缝内,用力撬开颅盖,使颅盖内面与硬脑膜分离。掀去颅盖即可见到硬脑膜。

（2）解剖硬脑膜

① 在上矢状窦两侧约 0.5 cm 处由前向后纵行切开硬脑膜,注意不要伤及深面的脑组织;再于上述切口中点向两侧呈冠状位切开硬脑膜至耳上方,将硬脑膜切成四片并翻向外

下方。

② 观察蛛网膜:透过蛛网膜和蛛网膜下隙,可见随软脑膜分布的脑表面血管。查看来自两侧大脑半球内侧面和背外侧面而注入上矢状窦的大脑上静脉。

③ 在上矢状窦两侧逐个切断注入上矢状窦的大脑上静脉,沿上矢状窦,将手伸入大脑纵裂,并向两侧分开大脑半球,显露位于此裂内的大脑镰。沿大脑镰向前触及颅前窝,于鸡冠处剪断大脑镰的附着处,再将它从大脑纵裂内拉出并牵向后上方。探查位于大脑纵裂深处的胼胝体。

（3）取脑

① 将尸体的头部移出解剖台边缘,使头自然向后下垂悬。一手托住大脑,一手将手指插入额叶与颅前窝之间,轻轻地使额叶与颅前窝分开,不宜用力过猛,以免拉断嗅球和嗅束。看清嗅球和嗅束后,紧贴嗅球下面切断嗅丝。将额叶继续与颅底分开,看清视神经、视交叉及其后方的漏斗和后外侧的颈内动脉。用刀深入颅底,紧靠视神经管处切断视神经,再切断漏斗和两侧的颈内动脉。在漏斗的后方可见鞍背及其向两侧突起的后床突。切断位于后床突外侧的动眼神经和滑车神经。切断滑车神经后方的三叉神经根。

② 将脑分别推向两侧,从颅中窝拉出颞叶前端,再将脑向后拉起,可见将大脑半球和小脑分隔的小脑幕。小脑隐于小脑幕下。

③ 托起枕叶,可见小脑幕游离缘即小脑幕切迹与蝶鞍围成一孔,中脑由此孔向上连结间脑。沿直窦两侧切断小脑幕,注意勿伤及幕下的小脑。再向两侧延伸,沿横窦沟和颞骨岩部上缘切断小脑幕的附着缘。切断注入直窦前端的大脑大静脉,将大脑镰连同直窦一起拉向枕后。

④ 在颅后窝内斜坡两侧部切断展神经,紧靠颞骨岩部后面切断面神经和前庭神经。

⑤ 用刀伸入脑底两侧,依次切断向颈静脉孔汇聚的舌咽神经、迷走神经和副神经。在延髓前方切断舌下神经。

⑥ 辨认位于脑桥腹面上的基底动脉,它向下续于成对的椎动脉。用刀伸向椎管,于枕骨大孔水平切断脊髓和左、右椎动脉。

⑦ 由于小脑幕的中间部和后方的附缘均已切断,小脑失去约束而逐渐离开颅后窝。将小脑幕从枕叶与小脑间抽出后,整个脑即可从颅腔内取出。

（4）观察硬脑膜

① 查看脑膜中动脉的入颅部位,分叉高度,前、后支的行径及体表投影。

② 观察大脑镰、小脑幕、小脑镰和鞍膈的位置及附着部位。验证小脑幕切迹和大脑半球颞叶与脑干的关系。

③ 纵行剖开上矢状窦的全长,查看位于该窦与外侧隐窝内的蛛网膜粒。在大脑镰的下缘内找到下矢状窦。沿大脑镰与小脑幕相连部切开直窦,直达窦汇。由窦汇向两侧切开横窦（或已切开）,再经乙状窦达颈静脉孔。

④ 剖开行经颞骨岩部上缘的岩上窦及行于颞骨岩部与枕骨基底部之间的岩下窦,验证上述二窦前、后端的联系。

（5）解剖颅底内面

① 对照颅底内面,观察脑各部在颅底窝中的位置。

② 剖查垂体，先观察鞍膈，再将其前后缘切开，然后用刀挑出垂体，分清其前、后叶。

③ 解剖海绵窦，紧贴垂体窝两侧，纵行切开硬脑膜，找到穿行于海绵窦腔内的颈内动脉和展神经。观察窦腔的特点，沿动眼神经和滑车神经切开硬脑膜，两者行于海绵窦外侧壁内。追踪上述各神经到眶上裂处。

④ 剖查三叉神经节。沿三叉神经根的方向切开硬脑膜。打开三叉神经腔，暴露三叉神经根与三叉神经节。辨认三叉神经感觉根与贴附于神经节内面的运动根。清理三叉神经的三大分支，其中眼神经和上颌神经也于海绵窦外侧壁内前行，眼神经入眶上裂，上颌神经入圆孔，下颌神经则入卵圆孔。

（缪化春　王继胜）

第八章

背　部

第一节　概　述

背部(back)又称背区,是躯干的背侧部分,包括脊柱及其后方和两侧的软组织所共同配布的区域。

一、境界与分区

(一) 境界

背部的上界为枕外隆凸和上项线,下界为尾骨尖,两侧界自上而下依次为斜方肌前缘、三角肌后缘上份、腋后襞、腋后线、髂嵴后份、髂后上棘和尾骨尖的连线。

(二) 分区

背部自上而下可分为项区、胸背区、腰区和骶尾区(图 8-1)。项区:上界为背部的上界,下界为第 7 颈椎棘突至两侧肩峰的连线;胸背区:上界为项区的下界,下界为第 12 胸椎棘突、第 12 肋下缘至第 11 肋前份的连线;腰区:上界为胸背区的下界,下界为两侧髂后上棘的连线;骶尾区:为两髂后上棘与尾骨尖三点间所围成的三角区。

二、体表标志

1. 肩胛冈和肩胛骨下角

肩胛骨背面高耸的骨嵴为肩胛冈,两侧肩胛冈内侧端的连线平第 3 胸椎棘突。肩胛骨的下端为肩胛下角,两侧肩胛骨下角的连线平第 7 胸椎棘突。

2. 棘突

大部分椎骨棘突在后正中线上均可摸到。第 7 颈椎棘突较长,常作为辨认椎骨序数的标志;胸椎棘突斜向后下,呈叠瓦状;腰椎棘突呈水平位,第 4 腰椎棘突平两侧髂嵴最高点;骶椎棘突融合成骶正中嵴。

3. 骶管裂孔和骶角

由第 4、5 骶椎背面的切迹与尾骨围成的孔为骶管裂孔,即椎管的下口。裂孔两侧向下的突起为骶角,体表易于触及,是骶管麻醉的穿刺定位标志。

4. 尾骨

尾骨由 4 块退化的尾椎融合而成,尾骨尖可在肛门后方 2.5 cm 处的臀沟内触及。

5. 髂嵴和髂后上棘

髂嵴是髂骨翼的上缘,两侧髂嵴最高点的连线平对第 4 腰椎棘突。髂嵴后端的突起为髂后上棘,两侧髂后上棘的连线平对第 2 骶椎棘突。

两侧的髂后上棘与第 5 腰椎棘突和尾骨尖的连线,构成一菱形区(图 8-1)。当腰椎或骶、尾椎骨折或骨盆畸形时,菱形区可变形。

6. 第 12 肋

第 12 肋在竖脊肌外侧可触及,但有时此肋甚短,因此,临床检查时需注意勿将第 11 肋误认为第 12 肋,以避免腰部的手术切口过高而损伤胸膜。

7. 脊肋角

脊肋角为竖脊肌外侧缘与第 12 肋的交角,肾位于其深部。此区是肾囊封闭常用的进针部位,某些肾疾病患者在该处常有叩击痛或压痛。

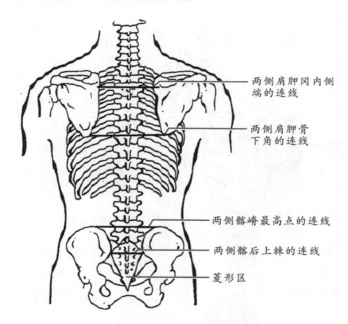

图 8-1 背部体表标志示意图

第二节 背部的层次结构

背部由浅入深有皮肤、浅筋膜、深筋膜、肌层、血管神经等软组织和脊柱、椎管及其内容物等结构。

一、浅层结构

(一)皮肤

背部的皮肤较厚,移动性小,有较丰富的毛囊和皮脂腺。

(二)浅筋膜

背部浅筋膜厚而致密,含脂肪较多。项区上部的浅筋膜含纤维较多,故特别坚韧,腰区的浅筋膜含脂肪较多。

(三)皮神经

背部的皮神经均来自脊神经后支的皮支,呈节段性分布(图 8-2)。

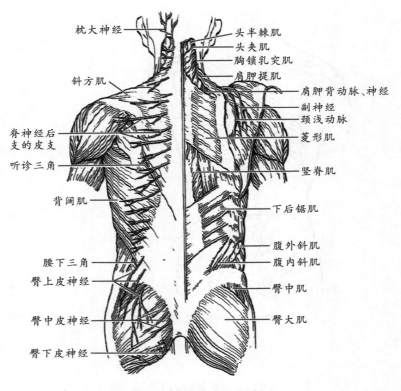

图 8-2　背部肌肉及皮神经

1. 项区

项区来自颈神经后支,其中较粗大的有枕大神经和第 3 枕神经。枕大神经是第 2 颈神经后支的分支,在斜方肌的起点、上项线的下方浅出,伴枕动脉的分支上行,分布至枕部皮肤。第 3 枕神经是第 3 颈神经后支的分支,穿斜方肌浅出,分布至项区上部的皮肤。

2. 胸背区和腰区

胸背区和腰区来自胸、腰神经后支的分支,在棘突两侧浅出,分布至胸背区和腰区的皮肤。第1~3腰神经后支的外侧支较为粗大,组成臀上皮神经,行经腰区,穿胸腰筋膜浅出,越过髂嵴分布至臀区上部的皮肤,当腰部急剧扭转时易被拉伤,是临床上腰腿痛的常见致病原因之一。

3. 骶尾区

骶尾区来自骶、尾神经后支的分支。从髂后上棘至尾骨尖连线上的不同高度分别穿臀大肌浅出,分布至骶尾区的皮肤。其中第1~3骶神经后支的分支组成臀中皮神经,分布至臀区中部的皮肤。

(四) 浅血管

项区的浅动脉主要来自枕动脉、颈浅动脉和肩胛背动脉等的分支。胸背区和腰区主要来自肋间后动脉、腰动脉等的分支。骶尾区来自臀上、下动脉等的分支。各动脉均有相应的静脉伴行。

二、深筋膜

背部的深筋膜分为浅、深两层。项区深筋膜的浅层覆盖在斜方肌表面;深层位于斜方肌的深面,称为项筋膜。胸背区和腰区深筋膜的浅层薄弱,覆盖于斜方肌和背阔肌表面;深层较厚,称为胸腰筋膜。骶尾区的深筋膜较薄弱,与骶骨背面的骨膜相愈着。

(一) 项筋膜

项筋膜位于斜方肌深面,将夹肌、半棘肌与斜方肌分隔开,内侧附于项韧带,上方附于上项线,向下移行为胸腰筋膜后层。

(二) 胸腰筋膜

胸腰筋膜(thoracolumbar fascia)为连于第12肋与髂嵴之间的深筋膜,在腰区特别厚,可分为前、中、后三层(图8-3)。后层覆于竖脊肌的后面,与背阔肌和下后锯肌腱膜愈着,内侧附于腰椎棘突和棘上韧带,外侧在竖脊肌外侧缘与中层愈合,形成竖脊肌鞘。中层位于竖脊肌与腰方肌之间,内侧附于腰椎横突尖和横突间韧带,外侧在腰方肌外侧缘与前层愈合,形成腰方肌鞘,并作为腹横肌起始部的腱膜。中层上部张于第12肋与第1腰椎横突之间的部分增厚,形成腰肋韧带。进行肾手术时,切断此韧带可加大第12肋的活动度,便于显露肾。前层又称腰方肌筋膜,位于腰方肌前面,内侧附于腰椎横突尖,上部增厚形成内、外侧弓状韧带。

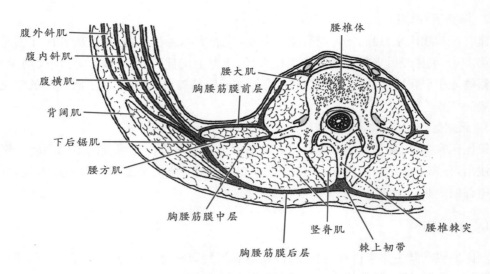

腹外斜肌
腹内斜肌
腹横肌
背阔肌
下后锯肌
腰方肌
胸腰筋膜中层
胸腰筋膜后层
腰椎体
腰大肌
胸腰筋膜前层
竖脊肌
棘上韧带
腰椎棘突

图 8-3　胸腰筋膜

三、肌层

（一）肌

背部的肌由浅至深可分为浅、中、深三层（图 8-2）。

1. 浅层

背部肌的浅层包括斜方肌、背阔肌和腹外斜肌后部。斜方肌是位于项区和胸背区上部的宽大扁肌，由副神经支配。此肌的血液供应来自颈浅动脉、肩胛背动脉等，血供丰富，因此可供肌瓣或肌皮瓣移植。背阔肌是位于胸背区下部和腰区浅层较宽大的扁肌，由胸背神经支配。其血液供应主要来自胸背动脉、肋间后动脉和腰动脉的分支。此肌可以胸背动脉为蒂，供肌瓣移植。

2. 中层

背部肌的中层有肩胛提肌、菱形肌、上后锯肌、下后锯肌。

3. 深层

背部肌的深层包括夹肌、竖脊肌、横突棘肌及枕下肌等。夹肌位于颈部的后外侧、竖脊肌颈部的表面。竖脊肌是背深肌中最长、最粗大的肌，根据肌纤维的位置和起点，可把竖脊肌分成外侧的髂肋肌、中间的最长肌和内侧的棘肌。竖脊肌由脊神经后支呈节段性支配。横突棘肌为连于椎骨横突和棘突之间的肌束，其较浅表的一层为半棘肌，而半棘肌颈部的深面有几块短小的枕下肌，即头后小直肌、头后大直肌、头上斜肌和头下斜肌。

（二）肌间三角

背部肌肉围成的重要的三角区有：

1. 枕下三角

枕下三角（suboccipital triangle）是由枕下肌围成的三角（图 8-4）。其外上界为头上斜肌,外下界为头下斜肌,内上界为头后大直肌。三角的底为寰枕后膜和寰椎后弓,浅面借致密结缔组织与夹肌和半棘肌相贴,内有枕下神经和椎动脉经过。椎动脉行于寰椎后弓上面的椎动脉沟内,头部旋转过度或枕下肌痉挛可压迫椎动脉,引起脑供血不足。枕下神经为第1颈神经后支,在椎动脉与寰椎后弓间穿出,行经枕下三角,支配枕下肌。

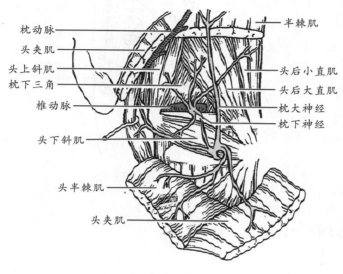

图 8-4　枕下三角

2. 听诊三角

听诊三角(triangle of auscultation)是一个位于斜方肌外下方、肩胛骨下角内侧的肌间隙。其下界为背阔肌上缘,内上界为斜方肌外下缘,外侧界为肩胛骨脊柱缘(图 8-2)。三角的底为薄层脂肪组织、深筋膜和第 6 肋间隙,表面为皮肤和浅筋膜。该区胸壁较薄弱,是背部听诊呼吸音最清楚的部位。

3. 腰上三角

腰上三角(superior lumbar triangle)位于背阔肌的深面,第 12 肋的下方。其上界为第12 肋,内侧界为竖脊肌外侧缘,外下界为腹内斜肌后缘。如果下后锯肌在第 12 肋的附着处与腹内斜肌后缘相距较近时,则下后锯肌亦参与构成一个边,共同围成一个四边形的间隙。腰上三角的底为腹横肌起始部的腱膜,腱膜深面有 3 条与第 12 肋平行排列的神经。自上而下为肋下神经、髂腹下神经和髂腹股沟神经(图 8-5)。在腱膜的前方有肾和腰方肌,故肾脏手术腹膜外入路必须经此三角。腰上三角是腹后壁的薄弱区之一,腹腔器官可经此三角向后突出,形成腰疝。

4. 腰下三角

腰下三角(inferior lumbar triangle)位于腰上三角的外下方,由背阔肌前下缘、腹外斜肌后缘和髂嵴上缘围成(图 8-5)。三角的底为腹内斜肌,表面覆以皮肤、浅筋膜。此三角为腹后壁的又一薄弱区,亦可形成腰疝。在右侧,三角前方与盲肠、阑尾相对应,故盲肠后位阑尾炎时,此三角区有明显压痛。

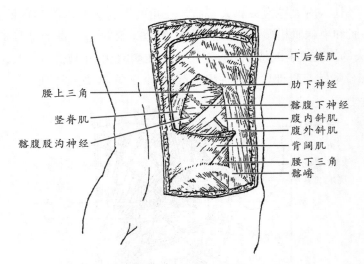

下后锯肌
肋下神经
腰上三角
竖脊肌
髂腹股沟神经
髂腹下神经
腹内斜肌
腹外斜肌
背阔肌
腰下三角
髂嵴

图 8-5　腰上三角与腰下三角

四、深部血管、神经

（一）动脉

背深部动脉来源不一，项区主要由枕动脉、肩胛背动脉和椎动脉等供血；胸背区由肋间后动脉、胸背动脉等供血；腰区由腰动脉等供血；骶尾区由臀上动脉、臀下动脉等供血。

1. 枕动脉

枕动脉自颈外动脉后壁发出，向后上经乳突内侧入夹肌深面，经半棘肌外侧缘处越过枕下三角分出数支，分布至项区诸肌。

2. 肩胛背动脉

肩胛背动脉起自锁骨下动脉，经中斜角肌前方至肩胛提肌深面，继转向内下，在菱形肌深面下行，分布至项、背肌和肩带肌。有时肩胛背动脉与颈浅动脉共干起自甲状颈干，该共干称为颈横动脉。

3. 椎动脉

椎动脉是锁骨下动脉的分支，沿前斜角肌内侧上行，穿第 6～1 颈椎横突孔，再经枕下三角入颅。当颈椎骨质增生导致横突孔变小时，可压迫椎动脉引起颅内供血不足，即所谓椎动脉型颈椎病。

4. 胸背动脉

胸背动脉来自肩胛下动脉，沿背阔肌和前锯肌之间下行，支配邻近的肌。

5. 肋间后动脉后支

肋间后动脉在肋头下缘处发出后支，向后穿行于相邻肋颈之间，分布于背肌和皮肤。

6. 腰动脉后支

腰动脉后支伴腰神经后支分布于背肌和皮肤。

（二）静脉

背深部的静脉与动脉伴行,收集的静脉血可汇入椎静脉、锁骨下静脉、奇静脉、髂内静脉、下腔静脉等,还可通过椎静脉丛与椎管内外、颅内以及盆部等处的深静脉相交通。

（三）神经

背部的神经主要来自 31 对脊神经的后支、副神经、肩胛背神经和胸背神经。

1. 脊神经后支

脊神经后支由脊神经自椎间孔处发出,绕上关节突外侧向后行,至相邻横突间分为内侧支和外侧支(图 8-6)。脊神经后支分布至背部的深层肌,同时有皮支浅出分布至皮肤。腰神经后支的损伤较为常见,是导致腰腿痛的常见原因之一。

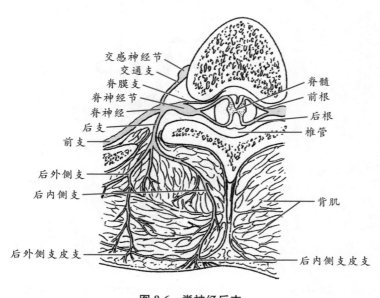

图 8-6 脊神经后支

2. 副神经

副神经自胸锁乳突肌后缘中、上 1/3 交点处斜向外下走行,经枕三角至斜方肌前缘中、下 1/3 交点处深面进入该肌,分支支配胸锁乳突肌和斜方肌。

3. 肩胛背神经

肩胛背神经自臂丛锁骨上部发出,斜向外下方穿过中斜角肌至肩胛提肌深面,继沿肩胛骨的内侧缘下行,支配肩胛提肌和菱形肌。

4. 胸背神经

胸背神经自臂丛的后束发出,与胸背动脉伴行,支配背阔肌。

五、脊柱

脊柱位于躯干背侧的中央,构成人体的中轴。脊柱由 7 块颈椎、12 块胸椎、5 块腰椎、1

块骶骨、1 块尾骨以及椎间盘、椎间关节及韧带等连结装置所构成。

（一）椎骨及其连结

1. 钩椎关节

颈椎的椎体较小，上、下面均呈鞍状，第 3～7 颈椎椎体上面的外侧缘有明显向上的嵴样突起，称为椎体钩；下面外侧缘的相应部位有斜坡样的唇缘。两者共同组成的钩椎关节（uncovertebral joint）又称 Luschka 关节（图 8-7）。椎体钩的作用是限制上一椎体向两侧移位，增加椎体间的稳定性，防止椎间盘向外后方脱出。椎体钩前方为颈长肌，外侧为椎动脉、椎静脉及周围的交感神经丛，后方有脊髓颈段，后外侧部参与构成椎间孔前壁，有颈神经根和血管通过。随年龄增长，椎体钩常发生不同方向的骨质增生，并压迫椎动脉、脊髓颈段、颈神经根和交感神经丛等结构，引起椎动脉型、脊髓型、神经根型和交感型等颈椎病的不同表现。

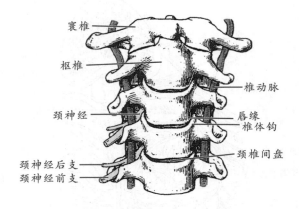

图 8-7 颈部钩椎关节及其毗邻

2. 椎间盘

椎间盘（intervertebral disc）位于相邻两椎体间，由髓核和纤维环构成。髓核呈胶状，位于纤维环的中央偏后；纤维环为围绕于髓核周围的纤维软骨，其前份较厚，后外侧份较薄。椎间盘富于弹性，可承受压力，缓冲脊柱和颅所受的震荡。

随着年龄的增长，椎间盘易发生退行性变，过度负重或用力不当可导致纤维环破裂、髓核突出，称为椎间盘突出症，以第 4～5 腰椎间盘突出者最为多见。由于椎间盘前方有宽的前纵韧带，后方中部有窄的后纵韧带加强，后外侧部薄弱并对向椎间孔，因此髓核常向后外侧突出，压迫脊神经。颈段椎间盘的后外方有椎体钩加固，胸段脊柱活动幅度小，故临床上腰段椎间盘突出多于颈段、胸段。

3. 黄韧带

黄韧带（ligamenta flava）是连于相邻两椎弓板之间的弹性结缔组织膜，参与围成椎管的后外侧壁。黄韧带厚 0.2～0.3cm，但其厚度和宽度在脊柱的不同部位有所差异：颈段薄而宽，胸段窄而稍厚，腰段最厚。腰穿或硬膜外麻醉需穿经此韧带到达椎管。两侧黄韧带间在中线处有一缝隙，有小静脉通过，并有少许脂肪填充。随年龄增长，腰段的黄韧带会出现退变、增生和肥厚，从而可导致腰部椎管狭窄，压迫马尾和脊神经根，引起腰腿痛。

（二）椎间孔

由上下相邻的两椎骨椎弓根的上、下切迹所围成，其前方有椎间盘和椎体后面，后方为黄韧带的外侧缘、上关节突、下关节突及关节突关节的关节囊。椎间孔（intervertebral foramen）是通行脊神经的骨纤维管道，任何骨性或纤维性增生均可造成椎间孔的狭窄而压迫脊神经，这是导致腰腿痛的常见原因之一。

六、椎管及其内容物

（一）椎管

椎管（vertebral canal）是由各游离椎骨的椎孔和骶骨的骶管借骨连结形成的骨纤维性管道，其上通过枕骨大孔与颅腔相通，下达骶管裂孔。椎管的内容物有脊髓、脊髓的被膜、脊神经根、马尾、血管、神经和淋巴管等。

1. 椎管壁的构成

椎管是骨纤维性管道，其前壁为椎体后面、椎间盘后缘和后纵韧带；后壁为椎弓板、黄韧带和关节突关节；两侧壁为椎弓根和椎间孔。椎管骶段由融合的骶椎椎孔连成，为完全的骨性管道。构成椎管壁的任何结构发生病变，如椎体骨质增生、椎间盘突出以及黄韧带肥厚等，均可使椎管腔变形或狭窄，压迫其内容物而引起一系列症状。

2. 椎管腔的形态

在横断面上，各段椎管的形态和大小不完全相同。颈段上部近似圆形，往下逐渐演变为三角形，前后径短，横径长；胸段大致呈椭圆形；腰段上、中部逐渐呈三角形，下部由于侧隐窝的出现而呈三叶形；骶段呈扁三角形。腰部脊神经行经侧隐窝，如此处发生腰椎间盘突出、椎体后缘骨质增生等病变可压迫脊神经，造成腰腿痛。

（二）脊髓被膜和脊膜腔

椎管内有脊髓及其被膜、脊神经根、血管及结缔组织等。脊髓上端平枕骨大孔处连于延髓，下端平第 1 腰椎下缘（小儿平第 3 腰椎），向下以终丝附于尾骨背面。脊髓表面被覆三层被膜，由外向内为硬脊膜、脊髓蛛网膜、软脊膜。各层膜间以及硬脊膜与椎骨骨膜之间均存在腔隙，由外向内依次为硬膜外隙、硬膜下隙和蛛网膜下隙（图 8-8、图 8-9）。

1. 脊髓的被膜

（1）硬脊膜

硬脊膜由致密结缔组织构成，厚而坚韧，上方附于枕骨大孔边缘，与硬脑膜相续；向下在平第 2 骶椎高度形成一盲端，并借终丝附于尾骨，形成长筒状的硬脊膜囊，囊内有脊髓和 31 对脊神经根。每对脊神经根穿硬脊膜囊时被硬脊膜包被则延续形成神经外膜，并与椎间孔周围的结缔组织紧密相连，起固定作用。

（2）脊髓蛛网膜

脊髓蛛网膜薄而呈半透明状，衬于硬脊膜的内面，向上与脑蛛网膜相续，向下平第 2 骶

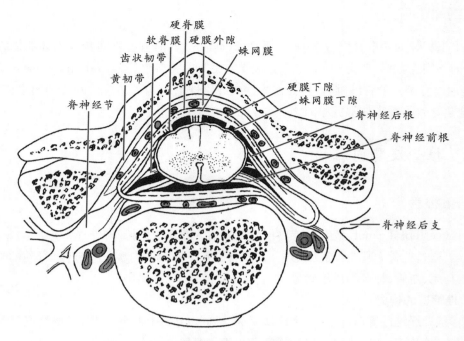

图 8-8 脊髓被膜和脊膜腔

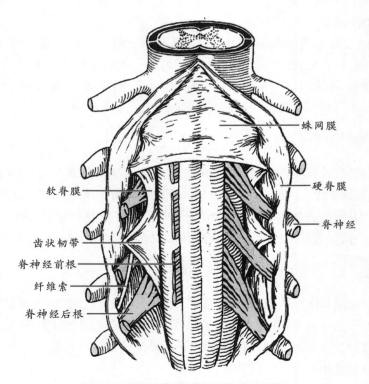

图 8-9 脊髓被膜、脊神经根和齿状韧带

椎高度成盲端。此膜发出许多结缔组织小梁与软脊膜相连。

（3）软脊膜

软脊膜柔软并富含血管，与脊髓表面紧密相贴。在脊髓两侧，软脊膜增厚并向外突，形成齿状韧带。

齿状韧带为软脊膜向两侧伸出的三角形结构，呈冠状位，位于脊神经前、后根之间。其外侧缘形成三角形齿尖，连于硬脊膜，有维持脊髓正常位置的作用。

2. 脊膜腔

（1）硬膜外隙

硬膜外隙（epidural space）位于椎管骨膜与硬脊膜之间的窄隙（图 8-8），其内填有脂肪、椎内静脉丛和淋巴管等，并有脊神经根及其伴行血管通过。此隙上端起自枕骨大孔，下端终于骶管裂孔。由于硬脊膜紧密附于枕骨大孔边缘，故此隙不与颅内相通。临床上硬膜外麻醉就是将麻醉药物注入此隙，以阻滞脊神经根。正常时硬膜外隙呈负压，穿刺针穿入后，会有抽空感，这与穿入蛛网膜下隙时，有脑脊液流出并呈正压的情况不同。

硬膜外隙被脊神经根分为前、后二隙。前隙窄小，后隙较大，内有脂肪、静脉丛和脊神经根等结构。在中线上，前隙有结缔组织连于硬脊膜与后纵韧带之间，后隙有纤维隔连于椎弓板与硬脊膜后面。这些结构以颈段和上胸段出现率高，且较致密，以致把硬膜外隙隔为左右两部，这可能是导致硬膜外麻醉出现单侧麻醉或麻醉不全的解剖学因素。

骶段硬膜外隙上大下小，前宽后窄，硬脊膜紧靠椎管后壁，故骶管麻醉时应注意穿刺针进入的角度。硬脊膜囊平第 2 骶椎高度变细，裹以终丝，其前、后方有纤维索把它连于骶管前、后壁上，结合较紧，似有中隔作用，且隙内充满脂肪，这可能是骶管麻醉有时也会出现单侧麻醉的解剖因素（图 8-10）。

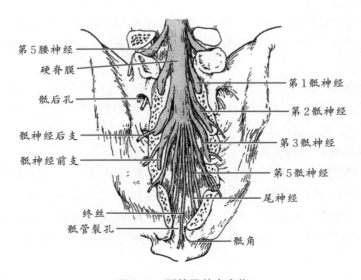

图 8-10　骶管及其内容物

第 5 腰神经
硬脊膜
骶后孔
骶神经后支
骶神经前支
终丝
骶管裂孔

第 1 骶神经
第 2 骶神经
第 3 骶神经
第 5 骶神经
尾神经
骶角

在骶管内，骶神经根列于硬膜外隙内，外包以由硬脊膜延伸而成的神经鞘。第 1～3 骶神经鞘较厚，周围脂肪较多，这可能是有时骶神经麻醉不全的解剖因素。

（2）硬膜下隙

硬膜下隙（subdural space）位于硬脊膜与脊髓蛛网膜之间的潜在间隙，与脊神经周围的淋巴隙相通，内有少量液体。

（3）蛛网膜下隙

蛛网膜下隙（subarachnoid space）位于脊髓蛛网膜与软脊膜之间（图8-8）。在活体上，隙内充满脑脊液，向上经枕骨大孔与脑蛛网膜下隙相通，向下达第2骶椎高度，两侧围绕脊神经根形成脊神经周围隙。此隙在第1腰椎下缘至第2骶椎高度扩大，称为终池（terminal cisterna），池内有腰、骶神经根构成的马尾（cauda equine）和软脊膜向下延伸的终丝（fila terminale）。成人脊髓下端约平第1腰椎下缘，故在第3～4或第4～5腰椎间进行腰椎穿刺或麻醉时，一般不会损伤脊髓。

小脑延髓池属颅内的蛛网膜下隙，位于小脑和延髓之间。临床进行穿刺的位置是在项部后正中线上，从枕骨下方或第2颈椎棘突上方进针，经皮肤、浅筋膜、深筋膜、项韧带、寰枕后膜、硬脊膜和蛛网膜而进入该池。穿刺针穿经寰枕后膜时有阻挡感，当阻力消失，有脑脊液流出时，表明针已进入小脑延髓池。成人由皮肤至寰枕后膜的距离为4～5 cm，穿刺时应注意进针的深度，以免损伤延髓。

（三）脊神经根

1. 行程和分段

脊神经根丝离开脊髓后，即横行或斜行于蛛网膜下隙，汇合成脊神经前根和后根，穿蛛网膜囊和硬脊膜囊，行于硬膜外隙中。脊神经根在蛛网膜囊内的一段为蛛网膜下隙段，穿出硬脊膜囊的一段为硬膜外段（图8-9）。

2. 与脊髓被膜的关系

脊神经根离开脊髓时即被软脊膜覆盖，当脊神经根穿脊髓蛛网膜和硬脊膜时，将此二膜带出，形成蛛网膜鞘和硬脊膜鞘。此三层被膜向外达椎间孔处逐渐与脊神经外膜、神经束膜和神经内膜相延续。

在神经根周围向外侧延伸的蛛网膜下隙，至脊神经节近端附近一般逐渐封闭消失（图8-9）。有时也可沿脊神经根继续延伸，此时，如果进行脊柱旁注射，药液就可由此进入蛛网膜下隙内。

3. 与椎间孔和椎间盘的关系

脊神经根的硬膜外段较短，借硬脊膜鞘紧密连于椎间孔周围，以固定硬脊膜囊和保护鞘内的神经根不受牵拉，此段在椎间孔处最易受压。临床上，有时将包括椎间孔在内的脊神经根的通道称为椎间管或神经根管。椎间盘向后外侧突出、黄韧带肥厚以及椎体骨质增生等是造成椎间孔或神经根管狭窄，压迫脊神经根的最常见原因，这些也是临床手术减压主要针对的因素。

（四）脊髓的血管

1. 动脉

有来自椎动脉的脊髓前、后动脉和来自节段性动脉的根动脉（图8-11）。

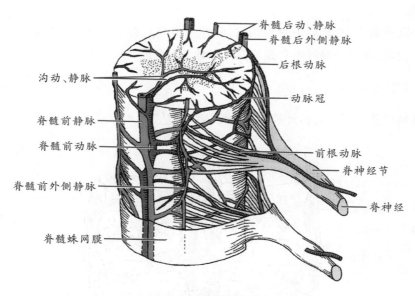

图 8-11 脊髓的血管

（1）脊髓前动脉

脊髓前动脉于颅内起自椎动脉，左右各一，随即向内下行一小段距离合为一动脉干，沿脊髓前正中裂下行，沿途发出分支营养脊髓灰质（后角后部除外）和外侧索、前索的深部。此动脉行程中常有狭窄，甚至中断，其供应范围主要是颈 1～4 节，颈 5 节以下有节段性动脉加强血供。

（2）脊髓后动脉

脊髓后动脉起自椎动脉颅内段，两动脉分支绕延髓斜向后内下，沿脊髓后外侧沟下行，有时在下行中两支合为一干行走一段，沿途分支互相吻合成网，营养脊髓后角的后部和后索。

（3）根动脉

根动脉来自节段性动脉的脊髓支。颈段主要来自椎动脉和颈升动脉等；胸段来自肋间后动脉和肋下动脉；腰段来自腰动脉和髂腰动脉；骶尾段来自骶外侧动脉和骶正中动脉。根动脉与脊神经伴行穿过椎间孔，入椎管后分为前、后根动脉和脊膜支。

前根动脉沿脊神经前根至脊髓发出分支与脊髓前动脉吻合，并分出升、降支连接相邻的前根动脉。前根动脉数量不等，少于后根动脉，多出现在下颈节、上胸节、下胸节和上腰节，其中出现在颈 5～8 节、胸 1～6 节的一支动脉，称为颈膨大动脉，营养颈 1～胸 6 节的脊髓；出现在胸 8～12 节和腰 1 节，以胸 11 节为多见的一支动脉，称为腰骶膨大动脉，主要营养胸 7 节以下的脊髓。

后根动脉沿脊神经后根至脊髓，与脊髓后动脉吻合，分支营养脊髓外侧索的后部。

脊髓前、后动脉之间借环绕脊髓表面的吻合支互相交通，形成动脉冠，动脉冠还能使脊髓前、后根动脉互相吻合，并发出分支营养脊髓的周边部。

营养脊髓的动脉在胸 4 节和腰 1 节常缺乏吻合，此两段脊髓为乏血区，易发生血液循环障碍。

207

2. 静脉

脊髓表面的前正中裂、后正中沟和前、后外侧沟内共有 6 条纵行静脉,它们之间有许多交通支互相吻合,并向外穿过硬脊膜与椎内静脉丛相交通(图 8-11)。

(五) 椎静脉丛

椎静脉丛按部位可分为椎外静脉丛和椎内静脉丛(图 8-12)。

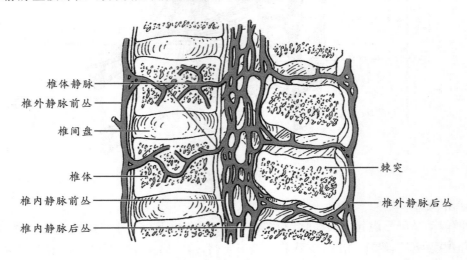

图 8-12　椎静脉丛

椎外静脉丛位于脊柱外面,可分前、后两丛。前丛位于椎体前方,后丛位于椎骨后方,两丛之间有吻合支相连。椎外静脉丛主要收集椎体及邻近肌肉的静脉血,汇入颈深静脉、肋间后静脉及腰静脉等。

椎内静脉丛分布于硬膜外隙内,上自枕骨大孔,下达骶管下端,贯穿椎管全长,也可分为前、后两丛,收集椎骨、脊髓等的静脉血。椎内静脉丛向上与颅内的枕窦和乙状窦等相交通,向下与盆腔等部位的静脉广泛吻合,向外与椎外静脉丛有交通。因此,椎静脉丛是沟通上、下腔静脉系和颅内、外静脉的重要通道。当盆、腹、胸腔等部位的器官发生感染、肿瘤或寄生虫病时,可不经肺循环而直接通过椎静脉丛侵入颅内或其他远位器官。

附录　背部的解剖操作

一、切口

1. 切口前准备

(1) 尸位

尸体取俯卧位,可将颈、肩等部位适当垫高。

（2）摸认体表标志

体表标志有：枕外隆凸、乳突、第 7 颈椎棘突、肩胛冈、肩峰、肩胛下角、棘突、髂嵴、髂后上棘、骶角等。

（3）模拟腰椎穿刺

将穿刺针从第 4、5 腰椎棘突之间缓慢刺入，认真体会进针感。穿刺针依次经过皮肤、浅筋膜、深筋膜、棘上韧带、棘间韧带、黄韧带，当针穿过黄韧带时，会有明显的突破感。

2. 做 5 条皮肤切口

① 自枕外隆凸沿后正中线至骶骨后面中部。

② 由枕外隆凸沿上项线向外侧至乳突。

③ 自第 7 颈椎棘突向两侧直到肩峰，再沿肩部侧方向下切至三角肌止点，然后向内侧环切上臂后面的皮肤。

④ 平肩胛骨下角，自后正中线向外侧切至腋后线。

⑤ 由骶骨后面中部向两侧沿髂嵴弓状切至腋后线。

上述切口将背部的皮肤分为上、中、下 3 片，将皮片沿切口向外侧翻起，上片翻至斜方肌前缘，中、下片翻至腋后线。

二、层次解剖

1. 解剖浅层结构

（1）剖查皮神经与浅血管

在后正中线两侧的浅筋膜内，寻找从深筋膜穿出的脊神经后支的皮支。其中，第 1～3 腰神经后支从竖脊肌外侧缘浅出，越过髂嵴至臀部，形成臀上皮神经。在枕外隆凸外侧 2～3 cm 处，寻找枕大神经及伴行的枕动脉。

（2）清理浅筋膜

将浅筋膜去除干净，暴露深筋膜。

2. 解剖深层结构

（1）剖查第一层肌和肌间三角

清除斜方肌和背阔肌表面的筋膜修洁该二肌，在清理斜方肌上外侧时，注意不能再向外剥离，以免破坏副神经和颈丛的分支。在斜方肌下缘、背阔肌上缘和肩胛骨脊柱缘之间，找到听诊三角。在背阔肌外下缘、髂嵴与腹外斜肌后缘之间，查认腰下三角。

（2）剖查斜方肌

从斜方肌的外下缘紧贴肌肉深面插入刀柄，钝性分离至该肌起始部。沿后正中线外侧 1 cm 处自下向上纵行切开斜方肌至枕外隆凸，再沿上项线切断其枕部起点，将各部肌纤维向外侧翻起，直至肩胛冈的止点。操作时注意不要伤及斜方肌深面紧贴的菱形肌，并将枕大神经、副神经及颈横血管的分支保留在原位。

（3）剖查背阔肌

从背阔肌的外下缘紧贴其深面插入刀柄，向内上方钝性分离至胸腰筋膜。再沿背阔肌的肌性部分与腱膜部的移行线外侧 1 cm 处，纵行切断该肌并翻向外侧。翻起时，注意观察并切断背阔肌在下位第 3~4 肋和肩胛骨下角背面的起点,至腋区处可见胸背神经、血管进入该肌深面,清理并观察。

(4)剖查第二层肌和腰上三角

① 在肩胛骨上方和内侧修洁肩胛提肌和菱形肌,沿后正中线外侧 1 cm 处、切断菱形肌,翻向外下方,显露位于棘突和第 2~5 肋之间的上后锯肌。在肩胛提肌和菱形肌深面解剖寻找肩胛背神经和血管。再依前法切断上后锯肌,翻向外侧,显露并观察夹肌和下后锯肌。

② 观察由下后锯肌的下缘、竖脊肌的外侧缘和腹内斜肌的后缘共同围成的腰上三角。有时该三角因第 12 肋也参与,从而成为四边形区域。腰上三角的表面由背阔肌覆盖,深面为腹横肌腱膜。

(5)剖查胸腰筋膜和竖脊肌

胸腰筋膜在颈、胸部比较薄弱,在腰区特别发达,覆盖竖脊肌。从第 12 肋平面开始,沿竖脊肌的中线,纵行切开胸腰筋膜后层并翻向两侧,插入手指分离竖脊肌外侧缘,将竖脊肌牵拉向内侧,观察深面的胸腰筋膜中层,体会竖脊肌鞘的形成。胸腰筋膜中层的深面还有腰方肌和胸腰筋膜的前层暂不解剖。竖脊肌纵列于脊柱的两侧,是背部深层的长肌,下方起自骶骨的背面和髂嵴的后部,向上分为 3 个肌束,由外向内依次为髂肋肌、最长肌和棘肌。钝性分离三列纵行肌束并认真观察起止点,体会其作用。

(6)解剖枕下三角

在项部与胸背部的移行处沿中线外侧切断夹肌的起点,翻向外上方;再将其深面的半棘肌从枕骨附着部切断并翻向下方,暴露出枕下肌和枕下三角。清理并观察由内上界的头后大直肌、外上界的头上斜肌、外下界的头下斜肌围成的枕下三角,以及三角内的椎动脉和枕下神经。

(7)解剖椎管

① 打开椎管:使尸体的头部下垂,垫高腹部。清除脊柱背面所有附着的肌肉,保存一些脊神经的后支,以观察其与脊髓及脊神经的关系。在各椎骨的关节突内侧和骶骨的骶中间嵴内侧纵行锯断椎弓板,再从颈部和骶部横行凿断椎管的后壁,取下椎管后壁,观察其内面连接相邻椎弓板之间的黄韧带。

② 观察椎管的内容物:椎管壁与硬脊膜之间是硬膜外隙,小心清除隙内的脂肪和静脉丛,注意观察有无纤维隔存在。沿中线纵行切开硬脊膜,注意观察和体会硬脊膜与其深面菲薄透明的蛛网膜之间潜在性的硬膜下隙。提起并小心剪开蛛网膜,打开蛛网膜下隙及其下端的终池。仔细观察脊髓、脊髓圆锥、终丝和马尾等结构的特征。紧贴脊髓表面有软脊膜,含有丰富的血管。寻找并观察在脊髓两侧由软脊膜形成的齿状韧带,体会其作用和临床意义。

最后,用咬骨钳分别咬除颈、胸、腰各段的几个椎间孔后壁的骨质,认真分辨椎间盘,后纵韧带,脊神经根,脊神经节,脊神经及其前、后支,体会可能造成脊神经压迫的因素。

(张业贵　张雨微)